Carl-Auer

Systemische Therapie und Beratung

In den Büchern der Reihe zur systemischen Therapie und Beratung präsentiert der Carl-Auer Verlag grundlegende Texte, die seit seiner Gründung einen zentralen Stellenwert im Verlag einnehmen. Im breiten Spektrum dieser Reihe finden sich Bücher über neuere Entwicklungen der systemischen Arbeit mit Einzelnen, Paaren, Familien und Kindern ebenso wie Klassiker der Familien- und Paartherapie aus dem In- und Ausland, umfassende Lehr- und Handbücher ebenso wie aktuelle Forschungsergebnisse. Mit den roten Bänden steht eine Bibliothek des systemischen Wissens der letzten Jahrzehnte zur Verfügung, die theoretische Reflexion mit praktischer Relevanz verbindet und als Basis für zukünftige nachhaltige Entwicklungen unverzichtbar ist. Nahezu alle bedeutenden Autoren aus dem Feld der systemischen Therapie und Beratung sind hier vertreten, nicht zu vergessen viele Pioniere der familientherapeutischen Bewegung. Neue Akzente werden von jungen und kreativen Autoren gesetzt. Wer systemische Therapie und Beratung in ihrer Vielfalt und ihren transdisziplinären und multiprofessionellen Zusammenhängen verstehen will, kommt um diese Reihe nicht herum.

Tom Levold
Herausgeber der Reihe *Systemische Therapie und Beratung*

Eia Asen
Emma Morris

Kinder im Kreuzfeuer

Systemische Arbeit bei massiven Elternkonflikten

Aus dem Englischen
von Theo Kierdorf und Hildegard Höhr

Zweite Auflage, 2026

Themenreihe »Systemische Therapie und Beratung«
hrsg. von Tom Levold
Reihengestaltung: Uwe Göbel
Umschlaggestaltung: Heinrich Eiermann
Umschlagmotiv: © Hannah Asen
Redaktion: Uli Wetz
Satz: Drißner-Design u. DTP, Meßstetten
Printed in Germany
Druck und Bindung: CPI books GmbH, Leck

MIX
Papier | Fördert gute Waldnutzung
FSC® C083411
www.fsc.org
CPI klimaneutral
Mehr Bäume.Weniger CO_2

Zweite Auflage, 2026
ISBN 978-3-8497-0387-5 (Printausgabe)
ISBN 978-3-8497-8331-0 (ePUB)

Die Originalausgabe erschien unter dem Titel »High-Conflict Parenting Post-Separation« bei Routledge, Mitglied der Taylor & Francis Group

Aus dem Englischen übersetzt von Theo Kierdorf und Hildegard Höhr

Bibliografische Information der Deutschen Nationalbibliothek:
Die Deutsche Nationalbibliothek verzeichnet diese Publikation in der Deutschen Nationalbibliografie; detaillierte bibliografische Daten sind im Internet über http://dnb.d-nb.de abrufbar.

Informationen zu unserem gesamten Programm, unseren Autoren und zum Verlag finden Sie unter: **https://www.carl-auer.de/**

Inhalt

Danksagung

Wir haben viele Gespräche mit anderen Fachleuten für diesen Bereich geführt. Außerdem haben wir die existierende Literatur gründlich ausgewertet und dadurch von den Erfahrungen, Konzepten und Interventionen profitiert, die Kollegen in unterschiedlichen Zusammenhängen und Ländern bei der Arbeit an schweren Familienkonflikten nach der Trennung der Eltern genutzt haben. Wir haben uns bemüht, alle Quellen zu nennen, die für uns bei der Entwicklung unseres Modells eine Rolle gespielt haben, aber uns ist klar, dass wir einige wichtige Einflüsse und Inspirationen übersehen haben könnten, und für derartige Versäumnisse möchten wir hiermit um Entschuldigung bitten. Besonders dankbar sind wir allen Kollegen, mit denen wir im Laufe der Jahre in den für Gerichtsverfahren zuständigen Teams des *Marlborough Family Service* in London und des *Anna Freud National Centre for Children and Families* zusammengearbeitet haben – Jane Dutton, Judy Henry, Joanne Jackson und Shadi Shahnavaz. Außerdem danken wir Gill Gorell Barnes und Lord Justice Peter Jackson für viele hilfreiche Gespräche und Ideen. Zu danken haben wir weiterhin Chloe Campbell und Liz Allison für ihre äußerst kompetente editorische Hilfe.

Alle Fallbeispiele sind fiktiv und/oder anonymisiert. Sie haben die Funktion, konkret typische Szenarien zu beschreiben, mit denen wir bei der Arbeit mit getrennten Eltern und ihren Kindern konfrontiert wurden.

Eia Asen & Emma Morris
London, im Februar 2021

Einleitung

Dieses Buch beschreibt die Begutachtung und therapeutische Arbeit mit getrennten Eltern, die sich in schwerwiegende Konflikte und Streitigkeiten verstrickt haben – bevor, während und nachdem die formellen juristischen Verfahren initiiert, durchgeführt und zum Abschluss gebracht wurden. Es ist vor allem für Fachleute gedacht, die mit stark zerstrittenen Eltern im Zusammenhang mit deren Trennung arbeiten – ganz gleich, ob es sich um Psychologen, Psychiater, Kinder- oder Erwachsenenpsychotherapeuten, Familientherapeuten, Sozialarbeiter, gesetzliche Verfahrensbeistände oder juristische Fachleute wie Rechtsanwälte und Mediatoren oder um Studenten und Auszubildende in all diesen unterschiedlichen Bereichen handelt.[1] Das Buch sollte auch Eltern interessieren, die im Anschluss an ihre Trennung die ihre Kinder betreffenden Probleme zu lösen versuchen.

Wir haben das hier beschriebene Arbeitsmodell *Family Ties* genannt: Im Englischen hat das Wort *ties* verschiedene Bedeutungen wie »(Ver-)Bindungen«, »Verknüpfungen«, »Belastungen« oder »Fesseln«. Diese verschiedenen Formen von *ties* beschreiben die vielschichtigen und komplizierten Beziehungsverhältnisse, denen Kinder von hochstrittigen Eltern oft ausgesetzt sind. Der *Family-Ties*-Ansatz versucht, die Folgen elterlicher Streitigkeiten nach einer Trennung für die noch abhängigen Kinder zu verringern, wenn sie in die chronischen Streitigkeiten ihrer Eltern verwickelt werden. Nicht selten empfinden solche Kinder es als notwendig, für einen Elternteil gegen den anderen Partei zu ergreifen, und nach der physischen Trennung der Eltern wird ihre Beziehung zu dem Elternteil, bei dem sie nicht überwiegend leben, oft negativ beeinflusst. Schwelen zwischen den Eltern weiterhin Konflikte oder eskalieren sie nach der Trennung sogar, können sich die Kinder in extremeren Fällen strikt weigern, noch irgendeine Form von direktem oder indirektem Umgang mit dem anderen Elternteil aufrechtzuerhalten. An solch einem Punkt kommen auf der Suche nach

1 Zurzeit findet eine breitere Diskussion über die Frage statt, wie in der deutschen Sprache alle realen Geschlechter – das männliche, das weibliche, die diversen – angemessen repräsentiert werden können bzw. sollen. Wir möchten darauf hinweisen, dass wir in diesem Buch zwar die traditionellen Schreibweisen verwenden, dass aber bei Nennung eines *grammatischen* Geschlechts immer alle *realen* Geschlechter gemeint sind.

einer Lösung des Konflikts Rechtsanwälte und schließlich oft Gerichte ins Spiel, die bei den entstehenden Sorge- und Umgangsrechtsstreiten Entscheidungen darüber treffen müssen, wo das betroffene Kind leben und wie viel Zeit es mit jedem Elternteil verbringen soll.

Heutzutage existieren verschiedene therapeutische Ansätze und Modelle, die Kindern von dauerhaft zerstrittenen Eltern helfen sollen, eine hinreichend gute und adäquate Beziehung zu beiden Eltern aufzubauen und aufrechtzuerhalten, damit ihre psychosoziale Entwicklung geschützt und unterstützt wird. Einige dieser Ansätze basieren auf der Annahme, wenn Kinder sich weigerten, mit der Mutter oder dem Vater Umgang zu haben, sei dies vor allem darauf zurückzuführen, dass ein Elternteil das Kind dem anderen Elternteil aktiv »entfremde«. Begriffe wie »elterliches Entfremdungssyndrom«, »Eltern-Kind-Entfremdung« und »elterliches Beschuldigungssyndrom« können irreführend sein, da sie abträgliche Täter-Opfer-Szenarien heraufbeschwören, in denen der »entfremdete Elternteil« und das Kind Opfer des anderen, »manipulierenden« Elternteils sind. Unserer klinischen Erfahrung gemäß, sind die Dynamiken in zerstrittenen Familien erheblich komplexer, und unser *Family-Ties*-Modell stellt das Kindeswohl in den Mittelpunkt aller Arbeit; statt einem Elternteil die Schuld zuzusprechen, sollen Familiendynamiken verändert werden, die das betroffene Kind aus den in chronischen elterlichen Beziehungskonflikten so häufig entstehenden »Dreiecksverhältnissen« zu »detriangulieren«. Es ist nämlich höchst problematisch für Kinder, durch die widersprüchlichen Forderungen der Eltern eingeengt, dominiert oder buchstäblich »geteilt« und gleichzeitig in zwei verschiedene Richtungen gezerrt zu werden. Familiäre Bindungen können eben sowohl positive als auch negative Aspekte haben: Einerseits helfen sie Kindern, sich gehalten und sicher zu fühlen, und fördern so ihre psychosoziale Entwicklung. Andererseits können familiäre Bindungen im Falle schwerwiegender familiärer Konflikte nach der Trennung der Eltern Kindern das Gefühl vermitteln, an einen Elternteil auf Kosten des anderen »gekettet« zu sein.

Der *Family-Ties*-Ansatz fokussiert expliziert auf die Stärkung positiver familiärer Verbindungen und Beziehungen und die Befreiung der Kinder von den Einschränkungen und »Fesseln«, die sich leider so oft in stark zerstrittenen Familien entwickeln. Diese Arbeit vollzieht sich in sieben einander überlappenden Arbeitsphasen (siehe Kasten 1.1).

1 Netzwerktreffen
2 individuelle parallele Arbeit mit beiden Eltern
3 individuelle Arbeit mit Kind(ern)
4 Identifizieren der Triangulationsprozesse und Planung der Interventionsschritte
5 Paararbeit mit den Eltern
6 Arbeit am Umgangskontakt
7 Familienarbeit

Kasten 1.1: Die Family-Ties-Arbeitsphasen

Family Ties integriert Bindungs- und Mentalisierungskonzepte in einen systemischen Rahmen, also in die Familie und die verschiedenen »Systeme«, denen sie angehört, etwa die Großfamilie, den Freundeskreis und die Unterstützer wie auch das umfassendere soziale und kulturelle Umfeld. Entscheidend sind bei alledem die wohlverstandenen Interessen und das Wohl des jeweiligen Kindes sowie die Fähigkeit der Eltern, ihre Aufgaben zu erfüllen und die psychosoziale Funktionsfähigkeit und die entwicklungsspezifischen Bedürfnisse des Kindes zu fördern.

Kapitel 1 steckt den familiären Kontext ab, in dem sich Kinder und ihre Eltern nach der Trennung bewegen und, wenn es zu keiner Einigung kommt, wo ihre gemeinsamen Kinder leben und wie viel Zeit sie bei jedem von ihnen verbringen sollen. Der konzeptionelle Rahmen und das Modell des *Family-Ties*-Ansatzes werden in *Kapitel 2* erläutert. Die rechtlichen Zusammenhänge und Probleme, die im Falle einer juristischen Auseinandersetzung drohen, werden in *Kapitel 3* beschrieben. Die *Kapitel 4* bis *6* erörtern recht detailliert die Untersuchung von Eltern, Kindern und Familienbeziehungen, die ein integraler Aspekt für die Planung therapeutischer Interventionen ist. In *Kapitel 7* geht es darum, wie man Kindern und ihren Eltern helfen kann, eine »hinreichend gute« (Winnicott 1965) Beziehung zu einem bisher abgelehnten Elternteil wiederherzustellen und aufrechtzuerhalten. *Kapitel 8* gibt Anregungen, wie man die oft sehr belastende Arbeit mit stark zerstrittenen Familien durch reflektierende Praxis erleichtern kann. *Kapitel 9* enthält für Eltern, die juristische Streitigkeiten und Gerichtsverhandlungen vermeiden wollen, Empfehlungen bezüglich frühzeitiger therapeutischer Interventionen, die bei diesem Bemühen von Nutzen sein können.

Ein Hinweis noch zu juristischen Zusammenhängen: Das Buch nimmt auf einige rechtliche Bestimmungen Bezug, die für Großbritannien gelten. Diese Bezugnahmen müssten für andere Länder entsprechend modifiziert werden. Sie sind allerdings weder prinzipiell anderer Natur als in anderen Ländern unseres Kulturkreises, noch betreffen sie in irgendeiner Weise die inhaltliche und therapeutische Substanz dieses Buches. Insofern lag es nahe, sie aufgrund ihrer paradigmatischen Gültigkeit in der vorliegenden Übersetzung unverändert zu übernehmen.

Zum Abschluss möchten wir nachdrücklich darauf hinweisen, dass man vor raschen Lagebeurteilungen und vor der anschließenden Entwicklung therapeutischer Interventionen bei Elterntrennungen ein wenig Zeit vergehen lassen sollte, damit sich der fast unvermeidliche »Staub« setzen kann: Ein gewisses Chaos am Anfang ist (leider) normal, und wenn eine Familie buchstäblich zerfällt, hilft es nicht, die Handlungen der einzelnen Mitglieder, die einen neuen *Modus Vivendi* zu finden versuchen, zu pathologisieren.

1 Chronische Elternkonflikte: Der familiäre Kontext

Als Frau und Herr B. sich vor etwa 15 Jahren kennenlernten, erlebten sie etwas, das sie noch immer als »Liebe auf den ersten Blick« bezeichnen. In den ersten fünf Jahren waren sie glücklich miteinander, bis das Baby Rahul geboren wurde. Schwangerschaft und Geburt waren sehr schwierig, und Rahul war ein ziemlich anstrengender Säugling. Herr B. hatte eine sehr anspruchsvolle berufliche Position und arbeitete oft lange. Frau B., die früher einmal eine Vollzeitstelle in einer Apotheke gehabt hatte, blieb nun bei dem Baby zu Hause. Beide Eltern waren gestresst und erschöpft und verwickelten sich in Streitigkeiten wegen der Kindesbetreuung, wegen unterschiedlicher Erwartungen und kultureller Gepflogenheiten, wegen der Rolle der beidseitigen Schwiegereltern sowie wegen anderer Dinge. Als zwei Jahre später das zweite Kind, Marina, geboren wurde, befand sich die Beziehung der Eltern in einer tiefen Krise, wie sie sie noch nie erlebt hatten. Frau B. hatte das Gefühl, ihr Mann sei nicht der stets hilfsbereite Vater, der zu sein er ihr versprochen hatte. Er war nur selten zu Hause, und wenn, war er meist gestresst und verhielt sich, als wolle er jeden Schritt seiner Frau und der Kinder kontrollieren. Seiner Frau gegenüber ließ er nur wenig Zuneigung erkennen, und er würdigte auch kaum ihre Arbeit im Heim der Familie. Sie vermutete, er habe eine außereheliche Affäre, doch das stritt er vehement ab. Herr B. seinerseits hatte das Gefühl, das Leben im Heim seiner Familie werde von seiner Schwiegermutter bestimmt, die sich in der Nähe eine Wohnung gesucht hatte und fast täglich auftauchte. Frau B. und ihre Mutter kritisierten ihn oft und bezogen ihn in wichtige Entscheidungen fast nie ein. Deshalb fühlte er sich ausgegrenzt, als würde seine Rolle als Vater seiner Kinder unterminiert, als blieben seine Ansichten und Meinungen ungehört und als wollten die Kinder des Paars nur Kontakt zu ihrer Mutter.

Die Atmosphäre in der Familie wurde immer angespannter, und es kam täglich zu Streitigkeiten; das passierte zunächst nur, wenn die Kinder nicht anwesend waren oder schliefen, doch später fanden die Auseinandersetzungen zunehmend auch vor den Kindern statt. Schon bald häuften sich bei Rahul Wutausbrüche, und Marina bekam Probleme mit dem Essen und litt unter Schlafstörungen. Die Beziehung der Eltern verschlechterte sich immer weiter. Rahul war drei Jahre alt und Marina noch nicht einmal ein Jahr, als Herr B. sich entschloss, aus dem Haushalt der Familie auszuziehen. Er fühlte sich von seiner Frau nicht mehr respektiert und glaubte, ihm werde »verboten«, der Vater zu sein, der er sein wolle. Frau B. hingegen fühlte sich von ihrem Mann verlassen und sah in seiner Entscheidung auszuziehen einen Beweis dafür, dass er sich seiner Familie nicht wirklich verpflichtet fühle. Das Paar vereinbarte, dass Herr B. die Kinder jedes zweite Wochenende zu sich nehmen solle und dass sie außerdem in der Wochenmitte einmal bei ihm übernachten dürften. Frau B. erklärte, sie wolle die Beziehung der Kinder zu ihrem Vater erhalten, machte sich aber andererseits Sorgen wegen seiner mangelnden Erfahrung im fürsorglichen Umgang mit ihnen. Jedes Mal wenn die Kinder von einem Besuch bei ihrem Vater zurückkamen, hatte die Mutter das Gefühl, sie kämen nicht zur Ruhe, und in den folgenden Tagen sei es schwieriger, mit ihnen zurechtzukommen. Nach zwei Monaten erklärte Frau B., sie könne nicht zulassen, dass Marina weiter bei ihrem Vater übernachte, wogegen er erfolglos protestierte. Rahul besuchte den Vater nun allein, sagte aber, er vermisse seine Schwester und seine Mutter. Drei Monate später weigerte er sich, das Wochenende bei seinem Vater zu verbringen. Er wollte sich nicht auf den Besuch vorbereiten und verhielt sich der Mutter gegenüber sehr anklammernd. Er sagte: »Papa ist mürrisch, und er brüllt.« Frau B. rief ihren Mann an und sagte, sie habe »buchstäblich alles« versucht, um Rahul dazu zu bringen, seinen Vater zu besuchen, aber er weigere sich.

In den folgenden vier Monaten sah Herr B. keines seiner Kinder, obwohl er an jedem zweiten Wochenende mit seiner telefonierte, um die Übergabe der Kinder abzusprechen; doch Frau B. erklärte jedes Mal: »Ich habe alles versucht, aber Rahul will dich nicht sehen. Er ist jetzt so alt, dass ich ihn nicht mehr zwingen kann, dich zu besuchen.« Herr B. reagierte zunehmend frustriert darauf, dass die Mutter nicht mehr tat, um seine Beziehung zu ihren gemeinsamen Kindern zu fördern. Er sprach mit Freunden der Familie über seine Sorgen, die daraufhin mit Frau B. redeten und ihr vorwarfen, sie versuche, Herrn B. mithilfe der Kinder dafür zu bestrafen, dass er seine Familie verlassen habe. Im Beisein der Kinder kam es zwischen den Eltern auf der Straße zu hitzigen Auseinandersetzungen, und in einer dieser Situationen rief ein Nachbar die Polizei hinzu. Frau B. erklärte, sie erlebe Herrn B. als verärgert und kontrollbesessen – als tyrannisch –, und die Kinder interessierten ihn im Grunde nicht. Herr B. hingegen erklärte, Frau B. »entfremde« ihm die Kinder absichtlich. Er engagierte einen Anwalt, und zwischen diesem und dem Anwalt seiner Frau entwickelte sich ein immer feindseliger werdender Schriftverkehr. Einige Monate später landete der Streitfall vor Gericht, und unabhängige Sozialarbeiter und andere professionelle Helfer wurden einbezogen. Als Rahul acht Jahre alt war, hatten schon zehn Gerichtstermine stattgefunden, und mehrmals hatten Richter angeordnet, dass die beiden Kinder Zeit bei ihrem Vater verbringen sollten – aber dies passierte einfach nicht. Als das Gericht der Familie schließlich die Auflage machte, unsere Klinik aufzusuchen, hatten beide Kinder ihren Vater seit vier Jahren nicht gesehen und auch nicht mit ihm gesprochen. Rahul sagte, er »hasse« seinen Vater, weil er »mich und meine Mama anbrüllt«, und Marina schien keinerlei Interesse an ihrem Vater zu haben.

1.1 Hochstrittige Eltern und resultierende Familiendynamiken

Die Familie wird oft als sicherer Hafen bezeichnet. Sie kann aber auch ein gewaltiges Schlachtfeld sein oder dazu werden. Nach Schätzungen enden in den USA und in Großbritannien über 40 % aller Ehen mit einer Scheidung, und in vielen europäischen Ländern scheint es sich ähnlich zu verhalten (OECD 2018). Die Anzahl der minderjährigen Scheidungskinder in Deutschland ist in den letzten Jahren zwar gesunken, aber immerhin gab es 2019 mehr als 122 000 (Statista 2020).[2] Etwa zehn Prozent aller Scheidungsfälle sind mit sehr starken Konflikten verbunden (Bream a. Buchanan 2003). Konflikte zwischen Eltern nach der Trennung führen häufig zu Auseinandersetzungen über das Umgangs- und Sorgerecht: zu schwerwiegenden Meinungsverschiedenheiten darüber, wer das alleinige Sorgerecht für die Kinder erhalten soll, wo und bei wem die Kinder leben sollen und wie viel direkten (persönlichen) und indirekten (z. B. telefonischen oder brieflichen) Umgangskontakt sie mit einem oder beiden Elternteilen haben sollen. Solche Meinungsverschiedenheiten und Konflikte greifen oft auch auf die erweiterte Familie sowie auf Freunde und berufliche Netzwerke über. In Szenarien dieser Art können Kinder emotionalen Schaden erleiden, weil sie dem problematischen Konfliktmanagement der Eltern und deren Unfähigkeit, sich zu einigen, schutzlos ausgesetzt sind.

Die meisten Eltern, die sich trennen, sind in der Lage, sich vorrangig um das Wohl ihrer Kinder zu kümmern und sie vor ihrer eigenen

2 Verfügbar unter: https://de.statista.com/statistik/daten/studie/484867/umfrage/anzahl-minderjaehrige-scheidungskinder-in-deutschland/ [6.5.2021]

Verbitterung über den Expartner zu schützen. Sie tun alles, um ihre Kinder zu unterstützen, eine Beziehung zu beiden Eltern und deren erweiterten Familien- und Freundeskreisen aufrechtzuerhalten. Es gibt allerdings auch Eltern, denen es unmöglich erscheint, von ihren eigenen Konflikten abzusehen – was dann, wie in unserem Beispielfall, dazu führt, dass die Kinder Schritt für Schritt in den elterlichen Konflikt hineingezogen werden und oft am Ende für eine Seite Partei ergreifen. Weil starke Gefühle und noch stärkere Reaktionen bestehende Konflikte noch stärker anfachen, sammeln sich Freunde und Mitglieder der erweiterten Familien um die Partner und unterstützen die eine oder die andere Partei, und es ist nur eine Frage der Zeit, bis in solche Konflikte Anwälte und professionelle Helfer einbezogen werden. Die Ausweitung solcher Auseinandersetzungen auf das Rechtssystem kann derartige Situationen noch weiter polarisieren und verschärfen. Die Aufmerksamkeit der beteiligten Erwachsenen ist dann zunehmend darauf gerichtet, den »Fall« zu gewinnen, und die Leidtragenden sind fast immer die Kinder, deren komplexe Emotionen und Loyalitätsprobleme nicht mehr angemessen berücksichtigt werden, weil zwischen ihren Eltern und den Angehörigen des erweiterten Systems ein stark von Emotionen geprägter Krieg tobt, an dem auch Freunde und manchmal sogar professionelle Helfer parteiisch beteiligt sein können.

Wenn Elternpaare sich trennen oder sich scheiden lassen, haben manche schon seit Langem Partnerschaftsprobleme, und dabei spielen auch vor der Trennung oder Scheidung meist Mitglieder der jeweiligen Ursprungsfamilien eine Rolle. Solche Streitigkeiten können sich über viele Jahre hinziehen, in deren Verlauf die Erzählungen der beteiligten Erwachsenen, oft unter dem Einfluss langwieriger juristischer Auseinandersetzungen, immer starrer werden (Blow a. Daniel 2002; Gorell Barnes 2005). Kinder sind sich der langjährigen Verbitterung ihrer Eltern und deren Streitigkeiten in der Regel sehr wohl bewusst, auch wenn die Eltern beteuern mögen, dafür zu sorgen, dass die Kinder nicht damit konfrontiert würden. Werden die Kinder – direkt oder indirekt – in die Auseinandersetzungen der Eltern verwickelt, geraten sie in Loyalitätskonflikte, die bei ihnen das Gefühl hervorrufen, sie müssten sich einen festen Standpunkt zu eigen machen, indem sie beispielsweise für einen Elternteil gegen den anderen Partei ergreifen. Leben Eltern nach der Trennung in separaten Wohnungen, beginnen die Kinder oft, zunehmend den Elternteil zu idealisieren, bei dem sie leben, manchmal allerdings auch den anderen Elternteil. In vielen Fällen läuft der Elternteil, bei dem die Kinder nicht regulär wohnen, Gefahr, marginalisiert zu werden, und manchmal wird er sogar aktiv verleumdet oder dämonisiert. Wird dann nicht bewusst gegengesteuert oder wird der Zustand absichtlich oder unabsichtlich verstärkt und gefördert, kann er das Geschehen in der Familie über Gebühr belasten. Manchmal werfen Kinder dem ihnen ferner stehenden oder häufiger abwesenden Elternteil frühere schlechte Behandlung vor, wozu sie auf angebliche Situationen von Vernachlässigung, Missbrauch oder Misshandlung verweisen, was der Elternteil, bei dem sie wohnen, dann nutzt, um den Kontakt zum früheren Partner einzuschränken oder völlig zu unterbinden oder um durchzusetzen, dass fortan jeder Kontakt unter amtlicher Aufsicht stattfindet.

Der elterliche Trennungsprozess ist oft eine schwierige Übergangssituation, die eine Umstrukturierung und Anpassung innerhalb der Familie erforderlich macht; in dieser Situation verstricken sich Eltern nicht selten in juristische Auseinandersetzungen, weil sie ihre Identität wahren wollen oder weil sie ihre bisherige Rolle oder Position innerhalb der Familie gefährdet sehen (Gorell Bernes 2017). Sie hegen dann oft die Erwartung, dass die rechtlichen Klärungsversuche ihre komplexen Emotionen, die den früheren Partner betreffen, lindern werden (Trinder et al. 2008). Hat außerdem ein ehemaliger Partner oder haben beide neue Partner gefunden, können sich weitere komplexe Dynamiken entfalten, welche die Beziehungen der Kinder zu einem Elternteil oder zu beiden Eltern negativ beeinflussen. Wie Kinder mit der Trennung ihrer Eltern kurz- wie auch langfristig fertigwerden, hängt stark von Fähigkeit und Bereitschaft der Eltern ab, ihre Kinder trotz der Trennung weiterhin gemeinsam zu betreuen.

1.2 Elterliche Trennung und ihre Auswirkungen auf Kinder

Die Trennung der Eltern verursacht bei Kindern normalerweise starke Gefühle, die von Kummer bis hin zu Angst und von Traurigkeit bis hin zu Wut reichen können (Kelly a. Emery 2003). Häufig werden Kinder von den Eltern über eine bevorstehende Trennung oder Scheidung und die Gründe dafür unzureichend informiert, und ihnen wird nur wenig über die langfristigen Implikationen für die zukünftige Familienstruktur und für Kontakt- und Wohnregelungen mitgeteilt – meist weil sich die Eltern darüber selbst nicht im Klaren sind. Zieht ein Elternteil aus dem Heim der Familie aus, kann es sein, dass der zurückbleibende Elternteil den Auszug des Expartners anders darstellt als derjenige, der das Heim verlässt. Die Kinder wissen dann oft nicht, welche Darstellung die »richtige« ist. Vom Zeitpunkt der physischen Trennung an ist es oft so, dass die Kinder den Elternteil, der sich entfernt hat, seltener und manchmal wochenlang gar nicht sehen.

Es ist gut belegt, dass Zwistigkeiten und erbitterte Konflikte zwischen Eltern meist negative Auswirkungen auf die Kinder und ihre psychosoziale Entwicklung haben (Barletta a. O'Mara 2006; Holmes 2013; Bernet et al. 2016; Harold a. Sellers 2018) und dass dies so häufig der Fall ist, dass im DSM-5 (2013) die diagnostische Kategorie »Kindliche Beeinträchtigung aufgrund von Beziehungsproblemen der Eltern« (Z62.898) eingeführt wurde. Dabei geht es nicht um die Trennung selbst, sondern um den destruktiven Konflikt zwischen den Eltern, der häufig zu einer schlechten psychosozialen Anpassung der Kinder in den Jahren nach der Trennung führt (Emery 1982; Kline et al. 1991), wobei auch eine Rolle spielt, wie stark die Kinder in die Konflikte hineingezogen werden (Davies a. Cummings 1994; Buchanan a. Heiges 2001; McIntosh 2003) und ob sie das Gefühl haben, sie selbst hätten die schlechte Beziehung ihrer Eltern zueinander verschuldet (Harold et al. 2007). Obzwar einige Kinder stärker beeinträchtigt werden als andere, beinhaltet das wiederholte und längerfristige direkte Miterleben elterlicher Konflikte und Streitigkeiten grundsätzlich für alle Kinder ein beträchtliches psychisches Risiko. Dieses kann sich in Form von Angst und Depression niederschlagen sowie in Form von Verhaltensproblemen, darunter aggressiven und feindseligen Verhaltensweisen (Johnston et al. 1987; Buchanan a. Heiges 2001; Grych a. Fincham 2001; Cummings a. Davies 2002; McIntosh 2003; Harold a. Murch 2005; Jenkins et al. 2005; Holt et al. 2008; Pinnell a. Harold 2008), Schwierigkeiten in zwischenmenschlichen Beziehungen (Bolgar et al. 1995), Loyalitätskonflikten und kognitiven Dissonanzen (Amato a. Afifi 2006) sowie starken psychosozialen Anpassungsschwierigkeiten (Kline et al. 1991). Außerdem haben betroffene Kinder später im Leben häufiger Schwierigkeiten mit dem Aufbau und der Erhaltung von Vertrauensbeziehungen.

Wenn getrennte Eltern sich in einem Dauerstreit befinden, kann sich das negativ auf ihre emotionale Offenheit ihren Kindern gegenüber auswirken, weil viele ihrer Aktionen und Reaktionen mit den laufenden Konflikten zusammenhängen, also nichts direkt mit den Bedürfnissen ihrer Kinder zu tun haben. Jeder Elternteil mag für sich in Anspruch nehmen, dass es ihm nur um das Wohl der Kinder geht, macht aber gleichzeitig dem anderen Elternteil Vorwürfe; hingegen fällt es meist beiden schwer, den eigenen Anteil an der verbitterten Atmosphäre zu erkennen. Häusliche Gewalt setzt sich nicht selten auch nach der Trennung von Eltern fort, wobei die Kontakte der Kinder zu dem Elternteil, der das Heim der Familie verlassen hat, zum Fokus weiter eskalierender Konflikte zwischen den Eltern werden. Das beeinflusst nicht nur die Kindesbeziehung zum »entfremdeten« Elternteil, sondern zu beiden Eltern negativ.

1.3 Die Debatte über Eltern-Kind-Entfremdung

Der Begriff »Elternentfremdung« – »Parental Alienation Syndrome« (PAS, Gardner 1985) – bezeichnet die (augenscheinlich) ungerechtfertigte und dauerhafte Zurückweisung und Herabsetzung eines Elternteils durch ihr Kind (bzw. ihre Kinder), ausgelöst und gefördert durch die Indoktrinierung des betreuenden Elternteils, der dem anderen bewusst Liebe und Respekt des eigenen Kindes vorzuenthalten versucht (Lowenstein 2007). Das Kind entwickelt mit dem Elternteil, bei dem es wohnt, eine starke Koalition und lehnt eine Beziehung zum »zurückgewiesenen« Elternteil »ohne plausible Begründung« ab (Gardner 1998). Die Diagnose des »Elternentfremdungssyndroms« (Gardner 1985) bleibt umstritten, weil sie impliziert, dass das Kind infolge absichtlicher oder unbewusster Indoktrinierung durch einen »entfremdenden« Elternteil eine »Störung« entwickelt, oft verbunden mit allem Anschein nach banalen, falschen oder unbelegten Anschuldigungen dem entfremdeten Elternteil gegenüber. Bestätigungen der Auffassung, dass Kinder die falschen Anschuldigungen, die sie gegen den Elternteil, den sie zurückweisen, erheben, lassen sich aus einem beträchtlichen Fundus an Untersuchungen herleiten, die unter anderem auch zeigen, dass Erinnerungen leicht verzerrt und dass »falsche Erinnerungen« eingepflanzt werden können (Loftus 1997; Bruck a. Ceci 1999; Schacter 2001; Tavris a. Aronson 2007; Lilienfeld et al. 2010).

Man hat festgestellt, dass bei Kindern von stark zerstrittenen getrennten Eltern typischerweise bestimmte Verhaltensweisen zu finden sind (Baker a. Darnall 2006; Baker 2007; Baker a. Chambers 2011;

Ben-Ami a. Baker 2012). Darnall (1998) unterscheidet drei Kategorien von »entfremdenden Eltern«:

1. »Naive Entfremder« verhalten sich der Beziehung der Kinder zum anderen Elternteil gegenüber weitgehend passiv und sagen oder tun nur gelegentlich etwas, das einen Entfremdungsprozess initiieren kann.
2. »Aktive Entfremder« wissen, dass das, was sie tun, falsch ist, wirken aber trotzdem entfremdend, um mit ihrer persönlichen Verletztheit und Wut fertigzuwerden – aufgrund ihrer eigenen emotionalen Verletzlichkeit oder ihrer mangelnden Impulskontrolle.
3. »Besessene Entfremder« fühlen sich im Recht, wenn sie den anderen Elternteil verletzen und die Beziehung des gemeinsamen Kindes zu ihm zerstören, und lassen nur selten Selbstkontrolle oder Einsicht erkennen.

Weitere, einander überschneidende Begriffe und Kategorien existieren, die erklären sollen, warum Kinder sich auf die Seite eines Elternteils schlagen und den anderen ablehnen. Der Begriff »zu rechtfertigende Entfremdung« (siehe Bala a. Hebert 2016; Whitcombe 2017) wurde geprägt zu dem Zweck, die »verständliche Zurückweisung« eines misshandelnden oder vernachlässigenden Elternteils durch sein Kind zu charakterisieren. Von »hybriden Fällen« wird gesagt, sie würden »Entfremdung« und »zu rechtfertigende Entfremdung« kombinieren, um die Zurückweisung eines Elternteils zu legitimieren (Friedlander a. Walters 2010). Andere Begriffe und Konzepte wie »Ausgrenzung von Familienmitgliedern« (Scharp a. Dorrance 2017) und »kontraproduktives schützendes Elternverhalten« (Drozd a. Williams Olesen 2004) oder *unfaire Verunglimpfung eines Elternteils durch den anderen* werden ebenfalls zur Beschreibung dessen, was dazu geführt hat, dass ein Kind einen Elternteil nicht sehen will, benutzt. Kelly und Johnston (2001) haben versucht, das »Elternentfremdungssyndrom (PAS)« umzuformulieren und sich auf das »entfremdete Kind« zu konzentrieren, und in diesem Zusammenhang haben sie untersucht, warum und wie die Beziehungen von Kindern zu ihren Eltern nach deren Trennung beeinflusst werden. Das Konzept der »unversöhnlichen Feindseligkeit« (Sturge a. Glaser 2000) ist ein weiterer Versuch, die starke und nicht nachlassende Feindseligkeit zu erfassen, die oft zwischen dem Elternteil, dem das Sorgerecht für das Kind zugestanden worden ist, und dem anderen Elternteil besteht. Das letztgenannte Konzept hat insofern Schwächen, als man denken könnte, es würde implizieren, dass es unmöglich wäre, die Situation zu verbessern – was davon abhalten könnte, veränderungsfördernde Interventionen auch nur auszuprobieren.

Es wurde und wird weiterhin viel darüber diskutiert, ob Elternentfremdung tatsächlich ein Syndrom ist (siehe hierzu beispielsweise Andre 2004; Bernet et al. 2010; Rand 2011; Gottlieb 2012; Baker et al. 2016; Cantwell 2018). Nach unserer Auffassung hat das Konzept der Entfremdung zwar einige Vorzüge, aber andererseits auch Grenzen, da es einen in eine Richtung verlaufenden linearen und kausalen Prozess postuliert, der bewirken soll, dass sich Kinder in die verbitterte Beziehung ihrer Eltern hineingezogen fühlen und aufgrund dessen einem Elternteil gegenüber eine Abneigung entwickeln. Zwar erkennen wir an, dass in sehr extremen Fällen ein Elternteil bei der Unterminierung der Beziehung eines Kindes zum anderen Elternteil die treibende Kraft ist, doch sind in den meisten Fällen umfassendere und komplexere Dynamiken – wie »Triangulierungsprozesse« und Loyalitätskonflikte – im Spiel, die ein differenzierteres Verständnis und entsprechende Formulierungen erfordern.

Fidler und Bala (2010) zitieren zahlreiche Studien, die potenziell negative Auswirkungen von Entfremdungsprozessen auf die betroffenen Kinder thematisieren. Dabei kann es um folgende Aspekte gehen:

- Mängel der Realitätsprüfung
- unlogische kognitive Operationen
- übermäßig vereinfachende und starre Informationsverarbeitung
- unzutreffende oder verzerrte interpersonale Wahrnehmungen
- gestörte und beeinträchtigte interpersonale Funktionsfähigkeit
- Selbsthass
- schwaches oder übertrieben starkes Selbstwertgefühl oder sogar Allmachtsgefühle
- Pseudoreife
- Probleme hinsichtlich der Geschlechtsidentität
- Schwierigkeiten mit Grenzziehungen, wie z. B. »Verstrickung«
- Aggression und Störungen des Sozialverhaltens
- Ablehnung von sozialen Normen und Autoritäten

- mangelnde Impulskontrolle
- emotionale Einengung, Passivität oder Abhängigkeit
- Mangel an Reue oder Schuldgefühlen.

Retrospektive qualitative Untersuchungen an Erwachsenen, die in ihrer Kindheit Entfremdungsprozessen ausgesetzt waren, stehen mit den beschriebenen Erkenntnissen in Einklang (Baker 2007; Verrocchio et al. 2018). Die meisten Betroffenen berichten, sie könnten sich zwar deutlich daran erinnern, in ihrer Kindheit erklärt zu haben, sie hassten oder fürchteten den zurückgewiesenen Elternteil und hätten oft negative Gefühlen ihm gegenüber gehabt, hätten sich aber nicht gewünscht, dass er sich seinerseits von ihnen distanziert hätte, und hätten sogar insgeheim gehofft, irgendwann wäre jemandem klar geworden, dass sie das tatsächlich Gesagte nicht so gemeint hätten. Diese Erkenntnisse sind keineswegs neu, denn schon vor fast drei Jahrzehnten berichteten Clawar und Rivlin (1991), 80 % der Kinder ihrer Stichprobe hätten erklärt, sie wünschten sich, der Entfremdungsprozess werde entdeckt und gestoppt.

1.4 Familienbindungen und Triangulierungsprozesse

Dem *Family-Ties*-Modell gemäß ist der Prozess des Hineingezogenwerdens der Kinder in anhaltende elterliche Konflikte – die »Triangulierung« – der Grund für die spezielle Art von Beziehungen, die man in Familien vorfindet, in denen nach der Trennung der Eltern starke Konflikte bestehen bleiben. Im Gegensatz zum psychoanalytischen Konzept der »frühen Triangulierung« (Abelin 1975) handelt es sich bei systemisch begründeten Triangulierungsprozessen darum, dass Kinder in die Streitigkeiten von Erwachsenen hineingezogen werden und aufgrund dessen zusammen mit einem Elternteil eine problematische Allianz gegen den anderen Elternteil entwickeln. Das ist keineswegs ein neues Konzept, denn schon Bowen (1966) beispielsweise spricht von der »pathologischen Triangulierung«: einer generationenübergreifenden Koalition, in der ein Elternteil das Kind als Vertrauensperson benutzt und den anderen Elternteil ausschließt und herabwürdigt. Das »perverse Dreieck« (Haley 1985) ist eine weitere Beschreibung des Prozesses, wie ein Elternteil sein Kind für ein verdecktes Bündnis vereinnahmt, um den anderen Elternteil zu isolieren; dadurch gerät das Kind in eine »No-win«-Situation, in der die Einwilligung in die Wünsche des einen Elternteils den Verlust der Liebe des anderen nach sich zieht. Selvini Palazzoli et al. (1992) beschreiben spezielle »Familienspiele«, denen Kinder und Jugendliche zum Opfer fallen und die schwerwiegende psychische Störungen verursachen können. Boszormenyi-Nagy und Spark (1973) verweisen auf die »unsichtbaren Loyalitäten« und die »Rollenkorruption«, die Kinder in Szenarien dieser Art erleiden und welche oft zu den von Minuchin (1977) so genannten »dysfunktionalen Machthierarchien« und »verstrickten« Eltern-Kind-Beziehungen führt. In Szenarien dieser Art befinden sich Kinder verstärkt in Gefahr, »adultifiziert«, »parentifiziert« oder »infantilisiert« zu werden (Garber 2011).

1 Beziehungen des Kindes zu jedem Elternteil

unterstützt ⟷ herabgewürdigt

2 Ausgesetztheit des Kindes bez. der elterlichen Konflikte

abgeschirmt ⟷ ausgesetzt/«verstrickt«

3 Emotionale und physische Nähe zwischen Kind und jedem Elternteil

abhängig ⟷ unabhängig

Abb. 1.1: Triangulierungsprozesse

Triangulierung beinhaltet drei unterschiedliche und einander überschneidende Distanzierungs- und Entfremdungsprozesse, die man zum Verständnis grafisch repräsentieren (siehe Abbildung 1.1) und auch therapeutisch nutzen kann, um die verschiedenen eigenen Sichtweisen jedes Elternteils und des Kindes darzustellen. Die Distanzierung eines Elternteils vom Kind ist der *erste* dieser Prozesse, den man mit dem Ausmaß in Verbindung bringen kann, in dem der eine Elternteil die laufende Beziehung des Kindes zum anderen Elternteil unterstützt. Eltern, die trotz ihrer Wut oder Aufgebrachtheit dem früheren Partner gegenüber die Beziehung ihres Kindes zum anderen Elternteil bedingungslos unterstützen, sind am einen Ende eines Spektrums zu positionieren, auf dem sich auch die indirekte und unbeabsichtigte Unterminierung dieser Beziehung verorten lässt und an dessen entgegengesetztem Ende die absichtliche, permanente und konsistente Unterminierung der Beziehung des Kindes zum anderen Elternteil und dessen Herabwürdigung zu lokalisieren ist. Ein *zweiter* Faktor, der zur Triangulierung beiträgt, ist das Ausmaß, in dem das Kind dem elterlichen Konflikt ausgesetzt ist und in ihn einbezogen wird. Am einen Ende des Spektrums kann das Kind völlig von den Konflikten seiner Eltern abgeschirmt sein, während es am anderen Ende des Spektrums permanent den feindseligsten Interaktionen seiner Eltern ausgesetzt ist und oft direkt in ihre Dispute verwickelt wird.

Ein *dritter* Triangulierungsfaktor, der zu Distanzierungs- und Entfremdungsprozessen beiträgt, betrifft die tatsächliche physische und emotionale Nähe zwischen Kind und Eltern. Am einen Ende des Spektrums liegt eine sehr nahe und abhängige Beziehung zwischen Kind und Eltern, am anderen Ende befindet sich die völlige Unabhängigkeit des Kindes von den Eltern. Welche Position in diesem Spektrum für die Beziehung eines Kindes zu einem Elternteil optimal ist, hängt von vielen Faktoren ab, beispielsweise vom realen Alter, vom Entwicklungsstadium, von den geltenden gesellschaftlichen Normen sowie von den situativen, sozialen und kulturellen Umständen, unter denen die Familie lebt. Wird ein Kind von seinen Eltern in eine Triangulierung hineingezogen, ist seine Nähe zu dem Elternteil, bei dem es lebt, oft größer und die zum anderen Elternteil geringer, als es für eine gesunde psychosoziale Entwicklung optimal wäre.

Ist ein Kind tatsächlich von einem Elternteil erheblich misshandelt oder vernachlässigt worden, macht das eine gewisse physische oder emotionale Distanzierung von diesem Elternteil nicht nur verständlich, sondern liegt gewöhnlich auch im wohlverstandenen Interesse des Kindes – insbesondere wenn weiterhin die reale Gefahr der erneuten emotionalen oder physischen Schädigung des Kindes besteht. Diese Dynamik unterscheidet sich von der als »Triangulierung« bezeichneten Verstrickung in die elterlichen Konflikte, weil wir von »Triangulierungsprozessen« nur sprechen, wenn sich ein Kind von einem Elternteil emotional und/oder physisch distanziert, da die Beziehung durch den anderen Elternteil unterminiert wird und/oder da das Kind dem Konflikt zwischen den Eltern ausgesetzt ist – es also nicht um einen Schaden geht, den das Kind in der Obhut des distanzierteren Elternteils erlebt hat.

Die entstehenden Dynamiken und Prozesse lassen sich vielleicht am besten erörtern und entflechten, wenn man die Sichtweisen und Haltungen aller an dem Dreieck Beteiligten zu verstehen versucht: die des Elternteils, mit dem das Kind die meiste Zeit verbringt (den wir von nun an den **»näheren Elternteil«** nennen werden); die des Elternteils, bei dem das Kind weniger oder keine Zeit verbringt (den wir von nun an als den **»distanzierteren Elternteil«** bezeichnen werden); und die des betroffenen Kindes.

1.5 Die Konzepte des *näheren* und *distanzierteren* Elternteils

Der nähere Elternteil kann zu den Triangulierungsprozessen beispielsweise beitragen, indem er sich kritisch bzw. übermäßig kritisch dazu äußert, wie der distanziertere Elternteil das Kind behandelt oder behandelt hat. Dies kann zur Folge haben, dass der dem Kind nähere Elternteil aufrichtig und ohne jede böse Absicht glaubt, die Beziehung zwischen dem Kind und dem distanzierteren Elternteil müsse eingeschränkt oder völlig unterbunden werden, um das Kind vor inadäquater oder gar schädlicher elterlicher Betreuung zu bewahren. Solche Sorgen können verstärkt werden, wenn es Eltern schwerfällt, ihre eigenen Gedanken und Gefühlszustände (beispielsweise Wut oder Angst) von denjenigen ihres Kindes zu unterscheiden. In Ermangelung dieser Fähigkeit kann der betreffende Elternteil es als sehr schwierig empfinden, die Beziehung des Kindes zum Expartner zu unterstützen, was die Distanz zwischen dem Kind und dem anderen Elternteil noch vergrößert. Eine weitere Dynamik, die zum Triangulierungsprozess beitragen kann, besteht darin, dass sich der nähere Elternteil immer stärker auf die emotionale Unterstützung und Gesellschaft des Kindes verlässt – wodurch das Kind in die »Sache« des näheren Elternteils hineingezogen wird und dessen negativen Gefühlen dem früheren Partner gegenüber ausgesetzt ist. So wird das Kind indirekt mit dem elterlichen Konflikt konfrontiert: Es sieht die Wirkung dieses Konflikts auf den ihm näheren Elternteil und distanziert sich aus Loyalität und um seine Beziehung zu schützen weiter von dem anderen Elternteil.

Manche Eltern äußern sich zwar nicht negativ über den Expartner, doch aufgrund ihrer eigenen negativen und belastenden Gefühle oder aufgrund ihrer Wut ihm gegenüber fällt es ihnen leichter, gar nicht über ihn zu sprechen. Es kann ihnen auch widerstreben, sich mit Fotos oder Gegenständen, die an den Abwesenden erinnern, zu befassen. Dies ist der Beziehung des Kindes zum distanzierteren Elternteil eher abträglich, weil es ihm die Reaktivierung positiver Erinnerungen erschwert und zudem die physische und emotionale Distanz zwischen ihm und dem anderen Elternteil vergrößert. In extremeren Fällen kommt es vor, dass sich der dem Kind nähere Elternteil gekränkt fühlt und es deshalb für gerechtfertigt hält, direkt und wiederholt die Beziehung des Kindes zum Expartner zu unterminieren. Der nähere Elternteil kann das Kind auch direkt in den weiterhin akuten elterlichen Konflikt hineinziehen, beispielsweise indem er an wirkliche oder angebliche Vorfälle häuslicher Gewalt erinnert, für die er den distanzierteren Elternteil verantwortlich macht. Manchmal statten Eltern ihre Kinder für den Umgangskontakt mit dem distanzierten Elternteil sogar mit verborgenen Aufnahmegeräten aus, um »Beweise« für dessen Elternunfähigkeit zu liefern. Kinder können auch instruiert oder »gecoacht« werden, selbst Anschuldigungen gegen den anderen Elternteil vorzubringen. Auch Mitglieder des engeren Kreises der Ursprungsfamilie eines Elternteils und loyale Freunde können zu Triangulierungsprozessen beitragen, indem sie durch parteiische Äußerungen negative Informationen verstärken.

Der distanziertere Elternteil kann durch seine Reaktion auf das Gefühl, vom näherstehenden Elternteil und von dessen Netzwerk kritisiert zu werden, den Triangulierungsprozess verstärken. Dies kann zur Folge haben, dass er sich niedergeschlagen fühlt und sich aus der Beziehung zum Kind zurückzieht, das dann mit Wut oder mit Schuldgefühlen und Ablehnung reagiert. Der distanziertere Elternteil kann aber auch selbst mit Kritik und Feindseligkeit reagieren, ohne das Kind von diesen starken negativen Gefühlen gegenüber dem näherstehenden Elternteil und anderen Mitgliedern von dessen Ursprungsfamilie abzuschirmen, und das Kind dadurch indirekt seinem eigenen Konflikt mit dem Expartner aussetzen. Die Folge kann sein, dass sich das Kind noch stärker vom distanzierteren Elternteil abwendet, und sei es nur, um seine eigene positive Sicht auf den ihm näheren Elternteil aufrechterhalten zu können.

Eine weitere Dynamik, die zu Triangulierungsprozessen beitragen kann, sind die oft aggressiven oder deprimierten Reaktionen des distanzierteren Elternteils auf den offensichtlichen Rückzug des Kindes aus der Beziehung zu ihm. Dies wiederum kann beim Kind schmerzhafte Gefühle hervorrufen, wie Angst vor oder Enttäuschung über augenscheinliche Missbilligung und Abfuhr, auch Schuldgefühle, die Kinder oft herunterzuspielen oder zu vermeiden versuchen, indem sie sich noch stärker vom betroffenen Elternteil distanzieren. Manchmal streitet der distanziertere Elternteil ab, dass er seine elterlichen Aufgaben schlecht oder nachlässig erfülle, oder er leugnet tatsächlich begangene körperliche Misshandlungen oder andere inadäquate oder schädliche Verhaltensweisen dem Kind gegenüber. Ist dokumentiert und belegt, dass solche Vorfälle vorgekommen sind, entwertet deren Leugnung die vorangegangene Darstellung des Kindes, was die bereits bestehende Distanzierung wahrscheinlich erneut verstärkt. Werden die Fakten, die das Verhalten des distanzierteren Elternteils betreffen, bestritten, bringt weiteres Abstreiten das Kind in die schwierige Lage, zwischen zwei möglichen »Wahrheiten« wählen und somit entscheiden zu müssen, welcher Elternteil »richtig-« und welcher »falschliegt«.

Das betroffene Kind kann einen Elternteil aus vielen Gründen bevorzugen und nach der Trennung der Eltern abgeneigt oder widerwillig sein, den Kontakt zu dem distanzierteren Elternteil aufrechtzuerhalten. Kinder nehmen die Ängste des ihnen näher stehenden Elternteils angesichts eines bevorstehenden Umgangskontakts mit dem distanzierteren Elternteil wahr und entwickeln so selbst von Angst getriebene Reaktionen. Manchmal entsteht bei ihnen sogar eine irrationale Furcht oder Aversion dem ihnen ferneren Elternteil gegenüber, die an eine phobische Reaktion erinnert. Dies kann einander verstärkende Zyklen von Angst, Panik und Vermeidungsverhalten hervorrufen, wenn der dem Kind nähere Elternteil auf dessen Angst und Aufgebrachtheit reagiert, indem er sich noch schützender und gereizter verhält. Der nähere Elternteil ist somit nicht in der Lage, das Kind zu beruhigen oder ihm zu helfen, seine Angst zu überwinden und adäquate Bewältigungsstrategien zu entwickeln. Es registriert die Voreingenommenheiten und Reaktionen des ihm näheren Elternteils, womit sein Gefühl verstärkt wird, bei dem distanzierteren Elternteil »nicht sicher« zu sein. Das vermeidende Verhalten des Kindes wird dann leicht zu einer fest verwurzelten und erlernten Reaktion (Fidler et al. 2013; Judge a. Deutsch 2017).

Weitere Gründe, warum Kinder ihre Beziehung zu einem Elternteil einschränken oder völlig unterbinden wollen, können frühere unbefriedigende oder üble Erlebnisse unter der Obhut des betreffenden Elternteils sein; es kann sich auch um Erinnerungen an Erlebnisse handeln, die die psychische Gesundheit eines Elternteils oder dessen Substanzmissbrauch betreffen und die im Geist des Kindes eine übertriebene Bedeutung erlangen, wenn der ihm nähere Elternteil seine Beziehung zum distanzierteren Elternteil nicht unterstützt oder sogar aktiv behindert. Kinder, die einem elterlichen Konflikt ausgesetzt waren und sich daran erinnern, dass der distanziertere Elternteil den ihnen näheren schlecht behandelt hat, weisen den distanzierteren Elternteil manchmal aus Loyalität dem ihnen näheren Elternteil gegenüber zurück oder versuchen, auf diese Weise die Beziehung zu letzterem zu schützen. Gelegentlich werden Kinder den verbalen Beschreibungen angeblich inakzeptablen Verhaltens des distanzierteren Elternteils ausgesetzt, obwohl die Darstellungen nicht den Tatsachen entsprechen, übertrieben oder verzerrt sind, aber sie glauben, dass die Schilderungen zutreffen, weil ihnen keine Beweise für das Gegenteil bekannt sind und weil die Darstellungen weiterhin zur Rechtfertigung der Distanzierung benutzt werden.

Und schließlich können Kinder sich auch aus eigenem Antrieb von einem Elternteil distanzieren, um schmerzhafte Gefühle von Angst, Schuld oder Verlust zu verringern, die sie infolge von Zurückweisung erleben oder weil sie mit widersprüchlichen Darstellungen beider Eltern über Geschehnisse aus der gemeinsamen Zeit der Familie fertigwerden müssen. Auch Druck von Geschwistern kann erschwerend wirken, wenn ein Kind mit einem Elternteil besser auskommt als etwa sein Bruder oder seine Schwester. Es kommt zum Beispiel vor, dass ein Kind von einem Elternteil favorisiert wurde – vielleicht auch nur *nicht* vernachlässigt oder *nicht* misshandelt wurde –, wohingegen sein Bruder oder seine Schwester schlecht behandelt worden ist. Wenn Kinder von einem Elternteil körperlich misshandelt oder emotional oder sexuell missbraucht worden sind, ist es oftmals mehr als verständlich, dass sie sich von dem Elternteil, bei dem sie sich nicht sicher fühlen, distanzieren. Natürlich verlassen sie sich dann stärker auf den anderen Elternteil und suchen auch eher den Kontakt zu ihm.

Die Interaktionen zwischen hochstrittigen Eltern entsprechen in der Regel einem der drei folgenden Muster:

- dem des gegenseitigen Beschuldigens
- dem des Beschuldigens und Blockierens, wobei ein Elternteil den anderen beschuldigt, der sich daraufhin zurückzieht und jede weitere Kommunikation unmöglich macht
- dem des Blockierens, wobei sich beide Eltern zurückziehen und jede Kommunikation verweigern.

Dadurch fällt dem Kind die wenig beneidenswerte Rolle zu, den Raum *zwischen* den Eltern ausfüllen zu müssen und als Vermittler, Bote und Faktotum zu fungieren (van Lawick 2016). Im Raum zwischen streitenden Eltern leiden Kinder am stärksten, und dieses Leiden wird unmittelbar vor dem Wechsel, während des Wechsels und nach dem Wechsel von einem Elternteil zum anderen akut.

2 Konzeptueller Rahmen und Forschungsstand

Das Hauptziel von *Family Ties* ist es, Kinder aus ihrer Verstrickung in elterliche Beziehungskonflikte zu befreien und, sofern dies als ratsam erscheint, den distanzierteren Elternteil dem Kind näherzubringen, damit das Kind eine »hinreichend gute« (Winnicott 1965) Beziehung zu *beiden* Eltern unterhalten kann. Dies kann die Wiederherstellung des indirekten und direkten Umgangskontakts zu einem Elternteil beinhalten, den ein Kind seit Monaten oder sogar Jahren nicht gesehen hat. Darüber hinaus zielen die therapeutischen Interventionen darauf, dauerhafte Beziehungen zu beiden Eltern herzustellen und das Kind aus den elterlichen Konflikten herauszuhalten, was hauptsächlich erreicht wird, indem man beide Eltern dazu bringt, sich intensiver an der Betreuung des Kindes zu beteiligen. Unabhängig von jedweden darüber hinausgehenden Fortschritten ist es in komplexen Fällen oft so, dass allein eine erneute und positive Begegnung mit dem distanzierteren Elternteil dem Kind hilft, verzerrte negative Erinnerungen und Repräsentationen zu überprüfen und vielleicht sogar zu korrigieren; das kann zu einer besseren Integration der Aspekte, die das Kind mit dem betreffenden Elternteil assoziiert, beitragen und sich so positiv auf das entstehende »Selbst« auswirken. Außerdem hilft dies Kindern, mit Schuldgefühlen fertigzuwerden, die sie wegen ihrer Ablehnung eines Elternteils haben, und sie gegebenenfalls aufzulösen; es hilft ihnen auch, Gefühle zu verarbeiten, die sie haben, weil sie vom distanzierteren Elternteil im Stich gelassen worden zu sein glauben oder tatsächlich gelassen worden sind.

Im Laufe der Jahre wurden einige therapeutische Ansätze entwickelt, die dazu dienen, die Situation von Kindern zu verbessern, die unter Entfremdungs- und Triangulierungsprozessen leiden (Gardner 2001; Everett 2006; Lowenstein 2006; Major 2006; Lebow a. Rekart 2007; DeJong a. Davies 2012; Gottlieb 2012; Baker a. Sauber 2013; Fidler et al. 2013; Woodall a. Woodall 2017; Hertzmann et al. 2016; Hertzmann et al. 2017). Sie umfassen viele nützliche Konzepte und Interventionstechniken, die Lebow (2003) unter der Bezeichnung »multi-level systemic therapy« zusammengefasst hat. Der zusätzliche auf das Mentalisieren gerichtete Fokus – also das zentrale Interesse an den eigenen mentalen Zuständen und denen von anderen – unterscheidet den *Family-Ties*-Ansatz von anderen Modellen der Arbeit mit hochstrittigen Eltern und ihren triangulierten Kindern.

Family Ties wurde in den ersten beiden Jahrzehnte des 21. Jahrhunderts in London von einem multidisziplinären Team entwickelt, zunächst im Rahmen des National Health Service und dann im Anna Freud National Centre for Children and Families. Der Ansatz verbindet systemische und mentalisierungsbasierte Konzepte und nutzt außerdem kognitive, behaviorale und psychoedukative Verständnisrahmen und Interventionen.

2.1 Systemische Aspekte

Der *Family-Ties*-Ansatz versteht die Familie als System innerhalb eines umfassenderen Systems: der unmittelbaren und der erweiterten Familie in ihren sozialen und kulturellen Settings (Ackerman 1967; Bowen 1978). Man kann die Familie selbst als System mit unterschiedlichen Teilen – den Familienmitgliedern – verstehen, deren Verhalten sich an einer Anzahl expliziter und impliziter Regeln orientiert, die im Laufe der Zeit und manchmal über Generationen hinweg entstanden sind und die Beziehungen und Kommunikationsweisen der Mitglieder des Systems prägen (Watzlawick et al. 1969). Diese Regeln können für die Probleme in zerrütteten Familien ausschlaggebend sein, insofern sie zu ihrer Entstehung beitragen können, was die Verbitterung beider Parteien und nachteilige Auswirkungen auf Emotionen und Verhalten der Kinder zur Folge haben kann. Bei der Begutachtung und bei der therapeutischen Arbeit können die in betroffenen Familien gültigen Regeln und Muster entdeckt und enthüllt, hinterfragt und schließlich so modifiziert werden, dass zwischen den Familienmitgliedern neuartige Interaktionen möglich werden. Im Sinne des systemischen Ansatzes stehen außerdem die Beziehungen zwischen den Familienmitgliedern und innerhalb des umfassenderen Systems auf dem Prüfstand, was, abgesehen vom sozialen Netzwerk der Eltern, auch das Netzwerk professioneller Helfer einschließen kann, das sich um die elterliche Beziehung gebildet hat, sowie das Rechtssystem, das im Laufe der Zeit einbezogen wurde und das bei den Konflikten eine wichtige Rolle spielt.

Die Arbeit strukturell und strategisch orientierter Familientherapeuten (Haley 1985; Minuchin 1977) und ihr Interesse an dem, was sie als »dysfunktionale« Hierarchien zwischen den Generationen oder als inadäquate Grenzen zwischen Eltern und ihren Kindern bezeichneten, ist bei der Beurteilung von Familien, in denen massive Streitigkeiten dominieren, von besonderer Bedeutung. Ein weiterer wichtiger Einfluss auf den *Family-Ties*-Ansatz ist die Wirkung des Verhaltens und der Überzeugungen von Familienmitgliedern auf die übrigen Familienangehörigen, was mithilfe von zirkulärem und reflektierendem Fragen untersucht wird (Selvini Palazzoli et al. 1981; Cecchin 1987). Auch narrative Ansätze haben unser Arbeitsmodell inspiriert (White u. Epston 2009), insofern sie sich damit beschäftigen, wie kindliche Erlebnisse von anderen Menschen und insbesondere von den Eltern zu einer »Geschichte« verarbeitet werden. Solche Geschichten oder »Geschichtchen« stimmen mit der Realitätswahrnehmung der betreffenden Kinder möglicherweise ganz und gar nicht überein – beispielsweise kann ihre reale Wahrnehmung eines distanzierteren Elternteils dem dominierenden Narrativ widersprechen (White a. Epston 1990) und deshalb als problematisch erlebt werden.

2.2 Die Bindungstheorie

Ein weiterer für den *Family-Ties*-Ansatz wichtiger theoretischer Rahmen ist die von John Bowlby (1953) entwickelte Bindungstheorie. Bowlby postuliert die Existenz eines universellen menschlichen Bedürfnisses nach der Entwicklung enger affektiver Bindungen. Bindung kann als biologisches und evolutionsrelevantes System verstanden werden, das uns vor Raubtieren und anderen Gefahren zu schützen sucht. Es handelt sich um ein offenes biopsychosoziales homöostatisches System, welches das emotionale Erleben und die physiologische Erregung beeinflusst. Wollte man dem Bindungssystem ein Ziel zuschreiben oder würde man glauben, es sei für einen bestimmten Zweck geschaffen worden, so wäre es das Gefühl der Sicherheit. Mit der Fähigkeit, unsere emotionalen Reaktionen zu steuern, werden wir nicht geboren, sondern sie entwickelt sich aufgrund des regulierenden Systems, das beinhaltet, dass die primäre Bezugsperson die Signale des Säuglings, welche die inneren Zustände des Kindes zum Ausdruck bringen, versteht und darauf reagiert. Auf diese Weise lernt das Kind, dass die Bezugsperson beeinflussen kann, wie es sich fühlt. Befindet sich ein Säugling in einem Zustand starker, anscheinend oder scheinbar unkontrollierbarer Erregung – etwa weil er sich fürchtet –, verhält er sich so, dass physische Nähe zur primären Bezugsperson hergestellt wird, damit sie ihn schützt und beruhigt. Wie und wann Bindungsverhalten initiiert wird, hängt stark von der Beurteilung einer Anzahl von Umgebungssignalen ab und davon, ob diese Signale Gefühle der Sicherheit oder Unsicherheit bzw. der Sicherheit oder Furcht auslösen.

Der Bindungstheorie gemäß werden Säuglinge mit einem Repertoire an Verhaltensweisen geboren, die sie benutzen, um die Aufmerksamkeit ihrer primären Bezugspersonen auf sich zu lenken und Nähe herzustellen, wenn sie sie zu brauchen glauben. Sie erreichen das beispielsweise durch Weinen oder Anklammern oder durch Lächeln und liebevolle Empfindungen weckende stimmliche Äußerungen. Auf solche Bemühungen der Bindungssuche gehen die primären Bezugspersonen in der Regel ein – indem sie beispielsweise das Baby halten, berühren oder beruhigen –, und diese Reaktionen stärken das Bindungsverhalten des Kindes den primären Bezugspersonen gegenüber. Begriffe wie »Affekteinstimmung« oder »empathische Responsivität« beschreiben einen Prozess des Austauschs, der zwischen Kindern und ihren primären Bezugspersonen stattfindet. Sie meinen die Fähigkeit, den Affekt eines Kindes wahrzunehmen und gemäß dem Verhalten und dem diesem wiederum zugrunde liegenden Affekt zu reagieren – was bewirkt, dass das Kind die entsprechenden Verhaltensweisen der Bezugspersonen als Reaktion auf den eigenen Affektzustand wahrnimmt (Stern 1998). Das Eingehen der Bezugspersonen auf die Bedürfnisse erzeugt beim Säugling ein Gefühl der Sicherheit, das ihm in seiner weiteren Entwicklung zugutekommt.

Nach Bowlby (1969) war die primäre Bindungsfigur für einen Säugling in der Regel die Mutter, und infolge dieser Einschätzung blieb die Mutter-Säugling-Einheit einige Jahrzehnte lang der Fokus der Forschung und Theorie, wodurch andere wichtige Familienmitglieder, insbesondere Väter, aber auch Geschwister und Großeltern, meist ausgeschlossen blieben. Seither wurde das Bindungsparadigma erweitert, sodass es nun auch die Väter und andere Betreuer im Netzwerk des Kindes einschließt. Allerdings besteht weiterhin die Tendenz, sich hauptsächlich auf die Mutter-Kind-Dyade zu konzentrieren. Gorell Barnes (2017) weist darauf hin, dass die Bindungstheorie, statt die Deprivation eines Kindes hauptsächlich auf die Abwesenheit der Mutter zu beziehen, im Sinne der »Systeme von zuverlässigen Beziehungen«, die einem Säugling oder Kind zur Verfügung stehen, umgestaltet werden müsste, und den Schaden für die normale Entwicklung, wenn diese Beziehungen zusammenbrechen, berücksichtigen müsste. Tatsächlich gehen Familien in verschiedenen Kulturen mit den Bedürfnissen eines Kindes sehr unterschiedlich um. So übernehmen in manchen Kulturen mehrere wichtige Personen aus dem Umfeld eines Kindes die Betreuung gemeinsam, statt sie ausschließlich einer einzigen Person zu überlassen, wie es in dem afrikanischen Sprichwort »Es braucht ein ganzes Dorf, um ein Kind aufzuziehen« zum Ausdruck kommt. Wie Menschen sich umeinander kümmern und wie sie miteinander verbunden sind, unterliegt dem Einfluss kulturell geprägter Praktiken – und ist in sie eingebettet –, und die Kindererziehung und damit zusammenhängende Interaktionen werden im kulturellen Kontext der betreffenden Familie geformt. Dominierende Narrative beispielsweise bezüglich der Geschlechterrollen müssen in jedem Fall entschlüsselt werden, wenn wir verstehen wollen, wer für ein Kind was tut, um seine Bindungsbedürfnisse zu befriedigen. Im Übrigen haben sich Muster elterlicher Betreuung im Laufe der Zeit verändert, und neue sind aufgetaucht, beispielsweise in Form der Zunahme gleichgeschlechtlicher Paarbeziehungen. Insofern kann jeder Mensch, der im Leben eines Kindes eine signifikante, verlässliche, konstante und etablierte Rolle spielt, eine primäre Bezugsperson sein, sofern er Bindungsbedürfnisse eines Kindes erfüllt.

2.3 Innere Modelle

Im Säuglingsalter und in der frühen Kindheit spiegelt sich die Organisation des Bindungssystems eines Menschen in seinem Verhalten. Die Art von Betreuung, die ein Kind erhält, wirkt sich auf die Herausbildung kognitiver Strukturen, die die Beziehungen betreffen, aus. Das Kind verinnerlicht im Laufe der Zeit sein Erleben der Ansprechbarkeit und Sensibilität seiner primären Bezugsperson in Form von »inneren Modellen«: einer Anzahl unbewusster Überzeugungen und Erwartungen, die die Beziehungen betreffen und die in Stresssituationen aktiviert werden und Aufmerksamkeit, Kognition und Verhalten beeinflussen (Bretherton 1987). Wiederholte Erlebnisse mit primären Bezugspersonen werden im Laufe der Zeit im Repräsentationssystem der inneren Modelle registriert – und fungieren dann als Prototypen für das Verhalten in späteren Beziehungen. Beispielsweise ermöglichen positive Erlebnisse von Trost einem Menschen im aufgebrachten oder verängstigten Zustand, andere Menschen um Hilfe zu bitten, wenn er sie braucht.

Mary Ainsworth (Ainsworth et al. 1978) entwickelte Verfahren zur Beobachtung innerer Modelle in Aktion. Sie demonstrierte, dass kleine Kinder, wenn sie in einer ihnen nicht vertrauten Situation (der sogenannten fremden Situation) von ihren Bezugspersonen getrennt wurden – und sei es auch nur kurz –, deutlich andere Verhaltensmuster zeigten als normalerweise. Dieses Verhalten wurde als entweder »sicher« (in Reaktion auf eine in der Regel zuverlässige und gut eingestimmte Bezugsperson) oder »unsicher« klassifiziert; Letzteres kann dann weiterhin entweder als ängstlich/vermeidend (in Reaktion auf eine generell emotional oder physisch nicht erreichbare Bezugsperson) oder als ängstlich/widerständig (in Reaktion auf unzuverlässige Betreuung) klassifiziert werden. Diese Muster werden in der Fachliteratur ausgiebig beschrieben (siehe z. B. Solomon a. George 2008), und das Modell wurde später weiterentwickelt und um die Kategorie einer »desorganisierten/desorientierten« Bindung ergänzt (Main et al. 1985). Letztgenannter Zustand soll in verängstigten/beängstigenden Betreuungssituationen entstehen oder infolge von Traumata, und es wird angenommen, dass als »desorganisiert« klassifizierte Kinder später im Leben kontrollsüchtig werden und somit »organisiert« auftreten. George et al. (1999) vertreten die Auffassung, dass die Präsenz kontrollierender Verhaltensweisen bei Kindern mit desorganisierter Bindung eine unbewusste Strategie sein könnte, die darauf zielt, das separierte »Material« (Ereignisse und Erlebnisse) vom Bewusstsein fernzuhalten und zu verhindern, dass das Kind emotional überflutet wird und die Kontrolle über sein Verhalten verliert.

2.4 Elterliche Verbitterung und die Veränderung von Bindungsrepräsentationen

Kinder haben häufig vor der Entstehung von Gefühlen der Verbitterung zwischen ihren Eltern eine gute und sichere Bindung zu ihrem Vater und ihrer Mutter entwickelt. Ihr Bindungsverhalten kann sich jedoch in Reaktion auf einen starken und lange anhaltenden elterlichen Konflikt verändern, weil sie versuchen, sich die elterliche Zuwendung zu erhalten. Das liegt an ihrem biologisch basierten Antrieb, die Beziehung zu ihren primären Bezugspersonen nicht zu gefährden – ein überlebenssichernder Mechanismus, der auch bei Primaten beobachtet wurde (Bowlby 1953; Harlow 1960). Sind Kinder jedoch elterlichen Konflikten ausgesetzt, können sie zu der Auffassung gelangen, dass es nicht wünschenswert oder vielleicht sogar gefährlich ist, *beiden* Eltern Liebe zu zeigen, also auch dem Elternteil gegenüber, bei dem sie nicht leben, weil ihnen das wie ein Verrat an dem ihnen näheren Elternteil vorkommt. Kinder in solchen Situationen lernen möglicherweise auch, dass der ihnen nähere Elternteil loyales Verhalten mit Zuneigung, Aufmerksamkeit und sogar Geschenken belohnt, wohingegen er scheinbar illoyales Verhalten durch Gereiztheit, strafende Blicke und gar Drohungen, sie zu verlassen, sanktioniert – ein Risiko, das ein Kind normalerweise nicht eingehen kann, wenn es ohnehin schon einen liebenden und geliebten Elternteil verloren hat (Fidler a. Bala 2010). In solchen Szenarien entwickeln Kinder leicht eine »Spaltung« in ihren Bindungsrepräsentationen der beiden Eltern: Sie beschreiben ihre Beziehung zu dem ihnen näheren Elternteil dann stark idealisiert und tun negative Erlebnisse als unwichtig ab. Oft sagen sie, der ihnen nähere Elternteil sei »immer liebevoll und fürsorglich« oder »niemals bösartig«, wobei es ihnen manchmal schwerfällt, solche positiven Äußerungen anhand konkreter Beispiele zu belegen. Die Beziehung zum distanzierteren Elternteil hingegen beschreiben sie oft abwertend, beispielsweise in Form von Aussagen wie »Er hat sich eigentlich nie richtig um mich gekümmert« oder »Er ist ein entsetzlicher Mann und war mir gegenüber immer gemein«. Oft fixieren sich Kinder auf ganz bestimmte, banal wirkende negative Ereignisse, die nach ihrer Überzeugung in Gegenwart des distanzierteren Elternteils vorgekommen sind und die zu erklären scheinen, weshalb sie diesen Elternteil ablehnen.

Insofern wird das Bindungsverhalten eines Kindes in Szenarien dieser Art häufig als dem ihm näheren Elternteil gegenüber »unsicher-abweisend/vermeidend« und als dem distanzierteren Elternteil gegenüber »unsicher-geistesabwesend/ambivalent« kategorisiert, wobei in besonders schweren Fällen »Merkmale von Desorganisation« erkannt werden. Solche dichotomen Repräsentationen scheinen interdependent zu sein, da das Kind die Betreuung des ihm näheren Elternteils durch Idealisierung zu schützen versucht, ebenso dadurch, dass es eventuell vorhandene negative Gefühle wie Wut und Frustration, die dem ihm näheren Elternteil gelten, abspaltet und auf den distanzierteren Elternteil projiziert. Klein (1946) nennt dieses Phänomen »Abspaltung« und bezeichnet so einen unbewussten Prozess, der dem Schutz der primären Bindungsbeziehung(en) dient, indem er das Kind von Empfindungen wie Ambivalenz, Konflikt und Schuld abschirmt. Welche Bedeutung dieser Abwehrmechanismus im Einzelfall hat, hängt von Art und Stärke der Triangulierungsprozesse ab. Das unbewusste Bedürfnis eines Kindes, solch einen Abwehrmechanismus zu nutzen, könnte abnehmen, wenn seine Bindungsbedürfnisse nicht nur durch einen Elternteil, sondern durch ein System verlässlicher Beziehungen erfüllt werden; dies ist besonders wichtig, wenn die erweiterte Familie und der Freundeskreis nicht eng mit dem näheren Elternteil verbunden sind. Der Abwehrmechanismus der Abspaltung erklärt zumindest teilweise den oft erstaunlichen Mangel an Ambivalenz oder Empathie angesichts des Verlustes der Beziehung zum anderen Elternteil und zu Mitgliedern der erweiterten Familie; problematische Gefühle und Gedanken, die diesen Verlust betreffen, werden abgespalten und nach außen projiziert, jedoch nicht – und das ist wichtig – aufgelöst.

Wenn nur wenig oder kein Kontakt zum distanzierteren Elternteil besteht, können dessen Repräsentationen beim Kind im Laufe der Zeit immer stärker verzerrt werden. Es hat dann oft das Gefühl, dass eine wichtige Bindungsfigur nicht erreichbar ist und es sich nicht auf sie verlassen kann. Außerdem kann keine »Realitätsprüfung« bezüglich dessen stattfinden, ob die bei ihm entstandenen negativen Überzeugungen (noch) gerechtfertigt sind. Extreme Beispiele für diese Situation schließen ein, dass das Kind beim bloßen Erwähnen des Namens des distanzierteren Elternteils, beim Anblick eines Fotos von ihm oder bei Erwähnung eines indirekten oder direkten Kontaktes mit ihm akut phobisch reagiert. Allem Anschein nach phobische Reaktionen dieser Art rufen häufig verstärktes Fürsorgeverhalten des dem Kind näheren Elternteils hervor, der so reagiert, als müsse er das Kind vor dem distanzierteren Elternteil schützen. Das Kind bekümmert zu sehen kann auch als »Beweis« dafür dienen, dass es unter dem Einfluss des distanzierteren Elternteils leidet, und kann den ihm näheren Elternteil dazu bringen, seine Bemühungen, das Kind dem Einfluss des distanzierteren Elternteils zu entziehen, zu verstärken. Den extremen Endpunkt des Abspaltungsprozesses bildet der Versuch des Kindes, die Existenz des distanzierteren Elternteils völlig zu leugnen und buchstäblich alle Erinnerungen an ihn zu »tilgen«.

2.5 Widerstreitende Narrative und Bindungsverhalten

Ein Merkmal getrennter Familien, in denen weiterhin starke Konflikte schwelen, ist gewöhnlich die Existenz einer Anzahl unterschiedlicher

Narrative über die Familiengeschichte und bestimmte frühere Ereignisse, die nebeneinanderbestehen. Dies gilt vor allem für die Entstehungsgeschichte der elterlichen Beziehung und für ihre Auflösung. Diese Entwicklung kann für ein Kind grundsätzlich rätselhaft sein, aber wenn das Narrativ ausschließlich von dem einem Kind näheren Elternteil stammt und andere Sichtweisen und divergierende Fakten ausgeklammert werden, verstärkt das die Verwirrung des Kindes noch zusätzlich. Sind einem Kind nur negative Erzählungen über ihren distanzierteren Elternteil bekannt – etwa dass dieser sie nie geliebt und sie verlassen hat –, glauben sie diese Darstellung schließlich – auch wenn vieles auf das Gegenteil hinweist oder hingewiesen hat. Hat es trotzdem irgendwelche positiven Gefühle für und Erinnerungen an den distanzierteren Elternteil, kann es sie nur geheim halten, um den ihm näheren Elternteil nicht zu belasten. Defensives Abspalten und Geheimhalten können beim Kind die Identitätsbildung stark beeinträchtigen, und es kann auch zur Entstehung starker psychischer Probleme kommen. Die fortgesetzte Nutzung dieser unbewussten Defensivstrategie hindert ein Kind daran, Erlebtes generell und insbesondere in Beziehung zu beiden Eltern zu integrieren. Solche Schwierigkeiten werden manchmal erst in der Adoleszenz erkennbar, wenn der junge Mensch mit der Notwendigkeit der Selbstintegration konfrontiert wird, weil er dann nicht mehr ohne Weiteres verschiedene Erlebensbereiche voneinander abtrennen kann. Wenn Kinder und insbesondere Jugendliche versuchen, einen Elternteil aus ihrem Leben auszuklammern, zerstören und verleugnen sie damit auch die Eigenarten und Persönlichkeitsmerkmale, die sie von diesem Elternteil geerbt haben. Halten Kinder an der Sicht fest, dass es über *einen* Elternteil nichts Gutes zu sagen gibt, so kann das zur Folge haben, dass sie versuchen, sich von den ihnen scheinbar »wesensfremden« Anteilen des abgelehnten oder dämonisierten Elternteils, die sie in sich selbst erkennen, zu trennen. In extremen Fällen nimmt das die Form einer Selbstschädigung an, wobei sie die unerwünschten und manchmal sogar verachteten Aspekte, die zu einem Teil ihres »Selbst« geworden sind, beispielsweise (mit Rasierklingen oder Messern) »herausschneiden« oder (mit Alkohol oder Drogen) ertränken oder zudecken (Farber 2008; Roussow 2012).

Wenn Kindern klar wird, dass sie von einer primären Bezugsperson, in der Regel dem ihnen näheren Elternteil, hinsichtlich des abwesenden Elternteils getäuscht oder belogen worden sind, so wirkt sich das meist stark auf ihre Bindungsrepräsentation aus, weil die Zuverlässigkeit der primären Bezugsperson dadurch infrage gestellt wird. Die Repräsentation von Bindungsfiguren bei Kindern bildet die Grundlage für Interaktionen mit anderen Menschen, und wenn deren Integrität nicht mehr zweifelsfrei gegeben ist, kann die Verbindlichkeit dieser Grundlage Schaden nehmen.

2.6 Mentalisierungsbasierte Konzepte

Mentalisierungsbasierte Therapie (MBT) entstand als spezielles Behandlungsmodell insbesondere für Borderline-Persönlichkeitsstörungen (siehe z. B. Bateman u. Fonagy 2008). Seitdem hat sich dieses Modell auch bei der Arbeit in anderen Bereichen bewährt (siehe Fonagy et al. 2015) – in der Arbeit mit Kindern und Jugendlichen wie auch mit Paaren (Rottländer 2020) und Familien (Asen u. Fonagy 2014; Asen u. Weinblatt 2018; Asen a. Fonagy 2021). Auch in deutschsprachigen Ländern setzt sich MBT als therapeutisches Verfahren durch (siehe z. B. Schultz-Venrath 2013; Taubner 2015). *Family Ties* ist von mentalisierungsbasierten Konzepten und Interventionen inspiriert. Man kann das Mentalisieren als eine Form imaginativer mentaler Aktivität beschreiben. Dies schließt die Wahrnehmung und Deutung menschlichen Verhaltens im Sinne der damit verbundenen absichtlichen, »mentalen« (also psychischen und geistigen) Zustände ein, beispielsweise von Gefühlen, Bedürfnissen, Sehnsüchten, Überzeugungen, Zielen und Gründen (Fonagy et al. 1991). Diese Aktivität ist größtenteils vorbewusst. Es gibt große Unterschiede zwischen Einzelnen und Familien hinsichtlich der Fähigkeit oder der Bereitschaft, sich eine mentalisierende Haltung zu eigen zu machen sowie hinsichtlich dessen, wie akkurat sie sich diesbezüglich bemühen, wenn sie Annahmen über die inneren Zustände anderer Menschen oder ihre eigenen Zustände entwickeln.

Die Bindung schafft die Grundlage für das Wissen darüber, was im menschlichen Geist und der eigenen Psyche vor sich geht: Sie ist der Kontext, in dem das Mentalisieren stattfindet, und gewöhnlich entwickelt sie sich im Kontakt mit primären Bezugsperson. Säuglinge und kleine Kinder versuchen, ihre eigenen inneren Erlebnisse und die Aktivitäten derjenigen, die ihnen am nächsten sind, zu verstehen; sie versuchen zu entschlüsseln, was in ihnen selbst und in ihren Eltern, Geschwistern, Großeltern und anderen für sie wichtigen Personen vor sich gehen mag. Mentalisieren ist ein bidirektionaler sozialer Prozess (Fonagy a. Target 1997). Er entwickelt sich im Kontext der Interaktionen mit anderen Menschen, und seine Qualität hinsichtlich der Fähigkeit, andere zu verstehen, wird durch das Mentalisierungsvermögen der Menschen im näheren Umfeld beeinflusst. Die Familie ist der natürliche Kontext von Bindungsbeziehungen, in denen man etwas über die inneren geistig-seelischen Befindlichkeiten anderer Menschen lernen kann. Tatsächlich könnte man meinen, dass es eine positive Assoziation zwischen Mentalisierungsfähigkeit und Bindungssicherheit gibt (Fonagy et al. 2015b; Slade et al. 2005). Säuglinge und Kleinkinder entwickeln eine Vorstellung von ihren eigenen inneren Zuständen, indem sie die psychischen und geistigen Zustände ihrer primären Bezugspersonen – meist der Mutter und des Vaters – erleben. Dieser Prozess findet in Form von Mikrointeraktionen statt, wobei Eltern und/oder andere Betreuungspersonen die mentalen Zustände des Kleinkindes imitieren, sie dem Kind gegenüber aber als »nicht meine, sondern deine« etikettieren; dies geschieht vor allem mithilfe eines kongruenten und »markierten« Stimmklangs oder Gesichtsausdrucks (Fonagy et al. 2015). Dieses Erleben des Mentalisiertwerdens wird verinnerlicht und ermöglicht es dem Kind, allmählich selbst die Fähigkeit zur Empathie und zum besseren Eingehen auf interaktive soziale Prozesse zu entwickeln (Sharp a. Fonagy 2008). Die Beziehung zwischen Bindung und Mentalisieren ist im Übrigen bidirektional, wenn nicht sogar zirkulär: Probleme beim Mentalisieren wirken sich wahrscheinlich auch nachteilig auf Bindungsbeziehungen aus, und eine problematische Bindungsbeziehung – zu erleben, dass eine wichtige Bezugsperson nicht sensibel auf uns eingeht – unterminiert die natürliche Entwicklung der Mentalisierungsfähigkeit (Kelly et al. 2005).

Die Nutzung eines Mentalisierungsansatzes für die Interventionsarbeit bei schweren Trennungskonflikten beinhaltet die Stärkung der oben genannten Komponenten und das aktive Blockieren nichtmentalisierender Interaktionen und Kommunikationen. Letztere sind daran zu erkennen, dass sich Eltern beispielsweise nicht darüber im Klaren sind, welche Wirkung ihre Handlungen auf ihr Kind oder auf den Expartner haben, daran, dass sie sich grundsätzlich sicher sind, dass ihre Sicht der Dinge korrekt ist, oder daran, dass sie keine Verantwortung für ihre Handlungen übernehmen können.

Anders gesagt, sollte die generelle Unterentwicklung oder der kontextbezogene Zusammenbruch der elterlichen Mentalisierungsfähigkeit Kliniker[3] dazu bringen, die Nutzung von Interventionen in Erwägung zu ziehen, die effektives Mentalisieren wieder möglich machen (Asen u. Fonagy 2015). *Family Ties* geht von der Annahme aus, dass fundamentale Zusammenbrüche in Mentalisierungsprozessen bei den betroffenen Kindern Triangulierungsprozesse verstärken und es den Eltern – temporär oder permanent – unmöglich machen, auf die komplexen und fluktuierenden mentalen Zustände ihrer Kinder sowie ihrer selbst zu fokussieren. Mentalisierungsbasierte Therapien mit Einzelklienten (Bateman u. Fonagy 2008) und Familien (Asen u. Fonagy 2014) zielen darauf, bei Eltern und ihren Kindern – sowie bei den Angehörigen der erweiterten Familie und bei involvierten professionellen Helfern – eine mentalisierende Haltung wiederherzustellen.

2.7 Kognitive, behaviorale und psychoedukative Rahmen

Family Ties nutzt auch kognitive und behaviorale theoretische und praktische Konzepte. Bestand beispielsweise länger kein Umgangskontakt zwischen einem Kind und einem Elternteil und hat das Kind eine irrationale aversive Reaktion auf einen möglichen Kontakt entwickelt, wird bezüglich des »gefürchteten Objekts« – des distanzierten Elternteils – eine Desensibilisierung und abgestufte Exposition durchgeführt, verbunden mit Vorbereitungsarbeit, an der die ganze Familie teilnimmt (siehe Kap. 7). Verhaltensinterventionen dieser Art ermöglichen die Hinterfragung verzerrter Kognitionen mittels direkter »lebendiger« Erfahrung. Wie bei allen Bemühungen um Desensibilisierung und abgestufte Exposition geht es auch hier darum, die Exposition so lange aufrechtzuerhalten, bis die Angst, die das Kind zum Ausdruck gebracht hat, geringer geworden ist, weil andernfalls die Assoziation zwischen der Furcht und dem Objekt verstärkt wird (White 1999; Vidair a. Rynn 2010). Therapeutische Programme, welche die Wiederherstellung des Umgangskontakts zwischen Kindern und ihren Eltern zum Ziel haben und sich dabei um ein für die Kinder förderliches Tempo bemühen, können diesen Kindern dadurch eine unangemessene Last in Form von Kontrollerfordernissen auferlegen

3 Wir benutzen in diesem Buch durchgehend den Terminus »Kliniker«, egal ob es sich um Psychologen, Psychiater, Sozialarbeiter, Familien- oder Paartherapeuten handelt.

und ihnen einen schmerzhaften Loyalitätskonflikt aufzwingen. Je nach Schweregrad oder Chronizität der konkreten Situation können Kinder bei einer drohenden sofortigen Wiederherstellung des unterbrochenen Kontakts zu einem Elternteil in blinde Panik verfallen, mit der Folge, dass ihr Verhalten völlig von der Aktivierung des Bindungssystems bestimmt ist: Das kann zu verstärktem Anklammern an den ihnen näheren Elternteil und in extremeren Fällen zu Einnässen oder sogar zur unvermittelten Flucht aus einem Gebäude auf die Straße führen. In diesem Zustand sind Kinder für jede Form von rationaler Hinterfragung ihrer geistig-seelischen Verfassung völlig unerreichbar, und die bestehenden Ängste werden nur noch weiter verstärkt. Deshalb bewegt sich beim *Family-Ties*-Ansatz eine Exposition in einem Tempo und einer Frequenz, die der konkreten Situation der Kinder entspricht, so wie die Behandler und die Familie sie einschätzen.

Auch einige psychoedukative Interventionen werden im Rahmen des *Family-Ties*-Ansatzes in unterschiedlichem Maße genutzt. Wie ihr Name vermuten lässt, kombinieren sie kognitive Instruktion mit direktiver Beratung, bezogen auf verschiedene Aspekte der psychischen Gesundheit und der kindlichen Entwicklung. Beispielsweise kann der behandelnde Kliniker die Eltern darüber informieren, welche psychischen Probleme auftreten können, wenn Kinder versuchen, einen Elternteil aus ihrem Geist zu »tilgen«, oder wenn sie alle Persönlichkeitsmerkmale und Handlungen des distanzierteren Elternteils als negativ empfinden. Kliniker können den Eltern auch erklären, dass ihre Kinder wahrscheinlich eine besondere Verletzlichkeit hinsichtlich emotionaler, behavioraler und sozialer Probleme entwickeln werden, wenn sie ständig die Feindseligkeiten zwischen ihren Eltern miterleben. Außerdem können sie die Eltern darüber informieren, dass die Entwicklung von Kindern mit einem Prozess der allmählichen Trennung und der Individuation verbunden und dass dies gesund und ein normaler Vorgang ist. Sie können sie auch darüber aufklären, dass es wahrscheinlich in der ganzen Kindheit bei den meisten Kindern Situationen gibt, in denen sie einen Elternteil dem anderen gegenüber bevorzugen, dass sich solche Allianzen aber verändern – und dass auch dies ein Zeichen für eine normale Entwicklung ist. Eltern, die in massiven Konflikten verharren und die in der Vergangenheit bereits Kontaktabbrüche erlebt haben, fällt es manchmal schwer, solche Informationen zu akzeptieren. Sie brauchen dann wahrscheinlich Hilfe, um zu verstehen, dass sie die sich verändernden Einstellungen und Verhaltensweisen ihrer Kinder als normal und verständlich ansehen müssen und dass diese nicht zwingend beweisen, dass an ihrer Beziehung zu ihren Kindern etwas nicht in Ordnung ist oder dass ihr Kind von einem Elternteil negativ beeinflusst wird.

2.8 Zentrale Annahmen des *Family-Ties-Ansatzes*

Der *Family-Ties*-Ansatz basiert auf einigen zentralen Annahmen:

- Im Interesse der Kinder ist fast immer eine Form von Kontakt der Kinder zu dem Elternteil, bei dem sie nicht regulär wohnen, wünschenswert.
- Kinder entwickeln in der Regel eine Loyalität gegenüber dem ihnen näheren Elternteil, weil er ihre primäre Bindungsfigur ist. Dies kann durch Triangulierungsprozesse verstärkt werden, beispielsweise wenn die Beziehung der Kinder zu dem distanzierteren Elternteil nicht geschützt oder sogar in irgendeiner Hinsicht verunglimpft wird, wenn die Kinder dem Konflikt ihrer Eltern ausgesetzt sind oder wenn über einen längeren Zeitraum hinweg eine physische und/oder psychische Distanz zu einem Elternteil aufrechterhalten bleibt.
- Kliniker können nicht im Namen der Eltern eine Beziehung erzwingen; ihre »Aufgabe« ist es vielmehr, die Eltern und ihr Netzwerk zu unterstützen, um die Kind-Eltern-Beziehung zu verbessern und, wenn zwischen einem Kind und einem Elternteil kein Umgangskontakt bestand, ihn zu ermöglichen.
- Therapeutische Interventionen müssen den Bedürfnissen der Kinder, nicht denjenigen der Eltern gerecht werden – allem anderen übergeordnet ist das Ziel, es den Kindern zu ermöglichen, die unter Berücksichtigung der speziellen Umstände beste Beziehung zu beiden Eltern zu unterhalten.
- Soll eine dauerhafte Veränderung erreicht werden, sind Interventionen erforderlich, die das System der erweiterten Familie und Unterstützer miteinbeziehen.

Abbildung 2.1 stellt die wichtigsten Komponenten der hier vorgestellten Arbeit schematisch dar. Die Eltern werden vom Kliniker darin unterstützt, ihr Kind sowie die Wirkung ihrer Verbitterung auf das Kind, ihren Expartner und sich selbst zu mentalisieren. Deshalb wird ihnen auch geholfen, die schädlichen Auswirkungen von Triangulierungsprozessen zu verstehen. Außerdem wird mit ihnen daran gearbeitet, die Fertigkeiten zu entwickeln, die sie brauchen, um mit dem Widerstand ihres Kindes gegen Kontakt zum distanzierteren Elternteil angemessen umzugehen. Andere Aspekte des *Family-Ties*-Ansatzes beinhalten die Kokonstruktion eines kohärenten Narrativs darüber, warum die Wiederherstellung des Kontakts so wichtig ist, damit Widersprüchlichkeiten im Verständnis des Kindes von komplexen Situationen aufgelöst werden können.

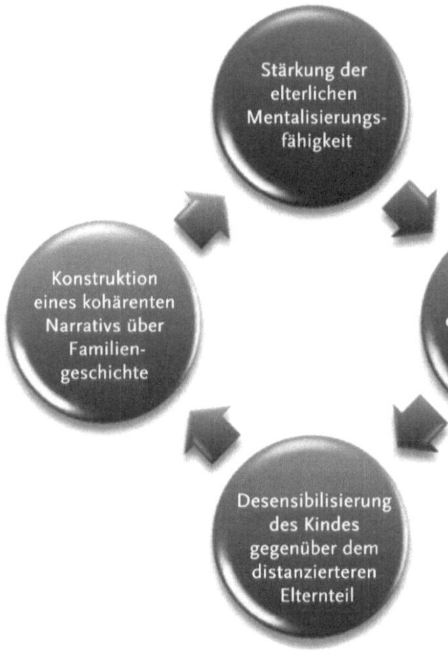
Stärkung der elterlichen Mentalisierungs-fähigkeit
Konstruktion eines kohärenten Narrativs über Kontakt
Desensibilisierung des Kindes gegenüber dem distanzierteren Elternteil
Konstruktion eines kohärenten Narrativs über Familien-geschichte

Abb. 2.1: Überblick über das Family-Ties-Modell

Zu den zentralen Veränderungen, die mit diesem Prozess und seinen theoretischen Grundlagen zusammenhängen, zählen:

- Eine Veränderung der verzerrten Repräsentation des distanzierteren Elternteils durch direktes Erleben, verbunden mit der Entwicklung eines unterstützenden Narrativs.
- Verringerung des beim Kind bestehenden Bedürfnisses, eine polarisierte Sicht aufrechtzuerhalten, indem man an der Ent-

wicklung eines kohärenteren Familiennarrativs und an der Verbesserung der Kommunikation zwischen den Eltern sowie an ihrer Mentalisierungsfähigkeit arbeitet.
- Eine Verringerung des Triangulierungssprozesses, verbunden mit Veränderungen von Mustern und Feedbackschleifen im System des Kindes, die solche Prozesse begünstigen.

2.9 Forschungsergebnisse

Zwar existieren viele Belege für die Wirksamkeit systemischer wie auch kognitiv-behavioraler Interventionen und mittlerweile zunehmend auch mentalisierungsbasierter Ansätze, aber spezifische Nachweise für die Wirksamkeit therapeutischer Interventionen, die sich auf schwerwiegende familiäre Konflikte und auf die Situation von Kindern beziehen, die massiven elterlichen Streitigkeiten ausgesetzt sind, tauchen erst ganz allmählich auf. Einigkeit besteht darüber, dass zunächst ein familiärer Ansatz, der alle Familienmitglieder einbezieht, verbunden mit entsprechenden rechtlichen Interventionen, versucht werden sollte (Lowenstein 1998; Friedlander a. Walters 2010; Sullivan et al. 2010; Warshak 2010; Toren et al. 2013; Reay 2015). Im Falle starker Triangulierungsprozesse wird allgemein angenommen, dass traditionelle familientherapeutische Verfahren wahrscheinlich unwirksam sind und sogar weiteren Schaden verursachen können (Warshak 2010; Reay 2015). Die Interventionen sollten dann so konzipiert werden, dass sie auf die besonderen Bedürfnisse der jeweiligen Familie eingehen (Johnston a. Goldman 2010). Nach systematischer Durchsicht der vorhandenen Literatur über erfolgversprechende Behandlungsverfahren bei »Elternentfremdung« gelangten Templer et al. (2017) zu der Ansicht, dass therapeutische Interventionen in solchen Fällen von einem Familiengericht angeordnet werden sollten und dass eventuelle Non-Compliance (z. B. Nichteinhalten einer richterlichen Verfügung) sanktioniert werden müsse: Das kann manchmal dazu führen, dass das alleinige Aufenthaltsbestimmungsrecht dem distanzierten Elternteil zugesprochen wird und das Kind exklusiv bei ihm leben soll, mit keinem oder nur begleitetem Umgangskontakt mit dem näheren Elternteil. Die Autoren der Untersuchung benennen zehn Studien, in denen »Eltern-Kind-Entfremdung« eine wichtige Rolle spielte. In den meisten von ihnen fehlten klare und präzise Ergebnismessungen; keine Studie war prospektiv, und keine bezog eine parallele Kontrollgruppe ein. Die Datenanalysen waren retrospektiv und nutzten ausschließlich deskriptive Statistiken. Eine einzige Studie (Toren et al. 2013) umfasste zwar sowohl eine Behandlungs- als auch eine Kontrollgruppe, doch wurde in diesem Fall die Behandlungsallokation nicht beschrieben, die Stichprobe war klein, und es war schon vor Beginn der Arbeit zu einigen Behandlungsabbrüchen gekommen. Dennoch gelang es Templer et al. (2017) aufgrund der bereits vorliegenden Forschungsergebnisse, Ähnlichkeiten zwischen den verschiedenen Ansätzen zu erkennen und umfassende Empfehlungen für Situationen von Kindern zu formulieren, die sich im Zusammenhang mit Entfremdungsprozessen dem Kontakt zu einem Elternteil widersetzen oder ihn ablehnen. Die Empfehlungen sind in Kasten 2.1 zusammengefasst.

- Psychoedukation über »Eltern-Kind-Entfremdung« und ihre Folgen
- das gemeinsame Ziel, das Kind vor durch die Entfremdung verursachtem Schaden zu bewahren
- therapeutische Interventionen, die das Leid des Kindes verringern und sein psychisches Wohlbefinden verbessern
- kognitive Techniken, die das verzerrte Denken des Kindes untersuchen und das kritische Denkvermögen fördern
- Arbeit an der Verbesserung der Beziehung zwischen dem entfremdeten Elternteil und dem Kind
- Vorbereitung des entfremdeten Elternteils auf eine Verbesserung der Beziehung zum Kind und Untersuchung des verzerrten Denkens des Kindes
- Nutzung von Konfliktlösungstechniken für die Wiederherstellung einer Beziehung zwischen den Eltern mit dem Ziel, eine gemeinsame Sorge für das Kind zu ermöglichen
- Arbeit an der Entwicklung gesunder Grenzen und Kommunikationsmuster innerhalb der Familie.

Kasten 2.1: Zentrale Praxisempfehlungen, zusammengestellt von Templer et al. (2017)

2.10 Evaluierung von positiven Veränderungen

Ein wichtiges Resultat von *Family Ties* ist gewöhnlich eine Verringerung des ängstlichen, belasteten und zurückweisend-vermeidenden

Verhaltens des Kindes in seiner Beziehung zum distanzierteren Elternteil. Ob dieses Ziel erreicht ist, lässt sich mithilfe einfacher Fragen feststellen, wie: »Ist das Kind in der Lage, längere Zeit in Gesellschaft des distanzierteren Elternteils zu sein, ohne sich unwohl zu fühlen?« Als Antwort darauf können drei Resultate notiert werden:

a) »nicht unwohl«
b) »weniger unwohl« oder
c) »keine Veränderung«.

Darüber hinaus kann man Quantität und Qualität des Kontakts messen: »Wie oft und wie lange hat das Kind Kontakt? Ist das Kind in der Lage, mit dem Elternteil zu interagieren? Von welcher Qualität ist diese Interaktion, und verbessert sie sich im Laufe der Zeit?« Es gibt weitere messbare Indikatoren für Verbesserungen der Qualität des Kontakts, beispielsweise eine Zunahme des Blickkontakts, ein besserer kommunikativer Austausch, ein größer werdendes Spektrum von Affekten und ein Zuwachs an spielerischen Tendenzen. Hinsichtlich der Neueinschätzung der Bindung kann ein Hinweis, dass das Kind den ihm näheren Elternteil weniger stark idealisiert und den distanzierteren Elternteil weniger abfällig sieht, darauf hindeuten, dass die Neigung zur Abspaltung geringer geworden ist. Das Kind lässt dann ausgewogenere Repräsentationen beider Eltern erkennen, wenn man es über die Beziehung zu ihnen befragt oder es beim Spiel beobachtet (siehe Kap. 4). Wenn Kliniker die Interaktionen zwischen Kindern und ihren Eltern beobachten, können sie nicht nur die Tatsache registrieren, dass die Anzeichen für ablehnendes Verhalten dem distanzierteren Elternteil gegenüber seltener geworden sind, sondern auch, dass die Kinder die Ansichten des ihnen näheren Elternteils kritischer überprüfen. Beispielsweise kommt es vor, dass ein Kind, das dem ihm näheren Elternteil gegenüber bisher übertrieben willfährig war, plötzlich seine eigenen Ansichten über alle möglichen Themen zum Ausdruck bringt, obwohl sie mit denjenigen des ihm näheren Elternteils nicht übereinstimmen. Oder ein Kind ist plötzlich weniger anhänglich oder weniger zögerlich, sich von dem ihm näheren Elternteil zu lösen, um zum distanzierteren Elternteil in Kontakt zu treten. Diese und andere Anzeichen können signalisieren, dass das Kind besser mit positiven und negativen Gefühlen, die sich auf beide Eltern beziehen, umgehen kann – ein für eine gesunde Entwicklung unverzichtbarer Prozess. Langfristige Ergebnisdaten können zeigen, ob der Kontakt über längere Zeit bestehen bleibt und ob dies aufgrund weiterer Interventionen des Gerichts, des Klinikers, anderer Experten oder ohne solche Einflussnahmen geschehen ist.

Veränderungen des Verhaltens des Kindes und des allgemeinen Eindrucks, den es erweckt, können mithilfe verschiedener Messinstrumente untersucht werden: des *Strengths and Difficulties Questionnaire* (Goodman 1997), der *Revised Childhood Anxiety and Depression Scale* (Chorpita et al. 2000), der *Child Behaviour Checklist* (Achenbach a. Edelbrock 1991) und der *Beck Youth Inventories* (Beck et al. 2001), die alle auch in deutschen Fassungen erhältlich sind. Diese Untersuchungsinstrumente können auch benutzt werden, um die Wahrnehmungen eines Kindes seitens einzelner Familienmitglieder und ihre augenfällige Unterschiede zu untersuchen. Solche Untersuchungen sollten zu verschiedenen Zeitpunkten im Laufe der Arbeit durchgeführt werden, damit das emotionale Wohlbefinden des Kindes überprüft und festgestellt werden kann, ob und wie sich die Wahrnehmungen beider Eltern hinsichtlich der Situation des Kindes unterscheiden. Doch die positiven Auswirkungen therapeutischer Begutachtung auf die psychische Gesundheit eines Kindes lassen sich am besten auf längere Sicht einschätzen. Kurzfristig kommt es durch das Erleben von Loyalitätskonflikten und aufgrund der Notwendigkeit, mit erheblichen psychischen Umstellungen fertigzuwerden, häufig zu einer augenscheinlichen Verstärkung emotionaler oder behavioraler Symptomatiken.

Die Festlegung expliziter Ziele für jedes Treffen ist ein wichtiger Aspekt des *Family-Ties*-Ansatzes. Therapeutische Interventionen werden erst ausgeführt, wenn sich beide Eltern zu dem Ziel, die Situation ihrer Familie auf konkret beschriebene und beobachtbare Weise zu verbessern, bekannt haben; dies betrifft sowohl die Qualität der Beziehung als auch den Kontakt zwischen dem Kind und dem distanzierteren oder zurückgewiesenen Elternteil. Fortschritte in Richtung dieses Ziels werden ständig gemessen und überprüft. Nur die Eltern werden von Anfang an dazu aufgefordert, sich diesem Ziel zu verpflichten, nicht die Kinder, weil es Aufgabe der Eltern ist, Veränderungen vorzunehmen, die ihren Kindern helfen, eine bessere Beziehung zum distanzierteren oder abgelehnten Elternteil zu entwickeln. Deshalb obliegt es auch den Eltern, den Kindern mitzuteilen, dass sie sich vorgenommen haben, die Beziehung und den Kontakt zum distanzierteren Elternteil zu verbessern. Auch die Kinder werden nach ihren Zielen für die gemeinsame Arbeit gefragt. In weniger verfahrenen Konfliktsituationen erklären die involvierten Kinder oft, sie wünschten sich, dass sich ihre Eltern »weniger streiten« oder dass »es nicht so unangenehm« werde oder dass sie ihre Mami ohne Supervisor (Begleitung) treffen möchten«. Anhand dieser Ziele können auch Fortschritte gemessen werden. In schwierigeren Konfliktfällen entsprechen die Ziele eines Kindes wahrscheinlich eher denjenigen des ihnen näheren Elternteils, z. B., »dass mein Papa endlich versteht, was los ist, und nicht immer wieder versucht, mich zu treffen« oder »dass er das Gericht aus dem Spiel lässt und meine Mami in Ruhe lässt«. Diese und ähnliche Ziele sollte der Kliniker nicht infrage stellen; sie werden dem Elternteil, bei dem das Kind wohnt, aber bekannt gemacht in der Absicht, ihm zu verdeutlichen, dass er dem Kind helfen muss zu akzeptieren, dass es wichtig ist, in seinem Leben beiden Eltern einen Platz zu geben. Andere Ziele für die Arbeit mit den Eltern sind von beiden Seiten akzeptierte Verbesserungen hinsichtlich der gemeinsamen Erfüllung elterlicher Fürsorgepflichten, wobei klar festgestellt werden sollte, ob diese Ziele jeweils erreicht wurden.

3 Gesetzlicher Rahmen und Planung der Arbeit

3.1 Chronische Streitigkeiten

Eine häufige Erscheinung bei stark zerstrittenen Eltern, die sich bereits getrennt haben, ist das »Wir-sehen-uns-vor-Gericht«-Szenario. Auseinandersetzungen vor einem Familiengericht, in denen es um den Umgangskontakt der Eltern zum Kind und dessen Wohnsitz geht, können langwierig sein. In der Regel ist es so, dass sich jeder Elternteil einen eigenen Anwalt nimmt, wodurch neue Narrative eingeführt werden, die den beteiligten Eltern meist ziemlich fremd sind. Die Juristensprache hat mit der Alltagssprache oft wenig gemein und kann Eltern das Gefühl vermitteln, dass ihre persönlichen Narrative damit nicht mehr viel zu tun haben, und sie kann vor allem Botschaften verstärken, die Beschuldigungen beinhalten.

Man redet von »chronischen Rechtsstreitigkeiten«, wenn erbitterte juristische Auseinandersetzungen über Jahre dauern und immer wieder vor Gericht landen – in Form neuer Anträge, wiederholter Anzeigen und sehr langwieriger Verfahren. Charakteristisch für sie sind massive und anhaltende elterliche Konflikte (Hunt a. Trinder 2011). Zahlreiche gerichtliche Verfügungen vermögen an den langjährigen und in der Regel unversöhnlichen Feindseligkeiten zwischen Eltern nicht viel zu ändern. Abgesehen davon, was den betroffenen Kindern dadurch aufgebürdet wird, verursachen solche Fälle für die Gerichte einen unverhältnismäßigen Aufwand an Zeit und Ressourcen, wobei es sich oft als unmöglich erweist, einen für die streitenden Parteien zufriedenstellenden Abschluss zu erreichen (Kelly a. Emery 2003). Entscheidungen über den Wohnsitz von Kindern oder über Familienhilfe werden von Gerichten so getroffen, dass den Eltern möglichst kein weiterer Ansatzpunkt für eine Fortführung ihrer Streitigkeiten bleibt; weil aber die unterschwelligen Konflikte in der Regel nicht aufgelöst werden, ist die Gefahr weiterer juristischer Auseinandersetzungen damit nicht gebannt, wobei es dann oft um allem Anschein nach völlig unerhebliche Dinge geht. Die meisten gerichtlichen Entscheidungen unterbrechen die Streitigkeiten nur kurz, führen also nicht zu einer dauerhaften Lösung. Oft besteht die einzige »Intervention«, die einem Gericht möglich ist, darin, den Rechtsstreit zu beenden – was ein Licht auf die begrenzten rechtlichen Möglichkeiten bei dem Bemühen, einen verfahrenen elterlichen Konflikt zu lösen, wirft (Asen 2010; Hunt a. Trinder 2011). Abgesehen davon schüren die Vorgänge vor einem Familiengericht die Konflikte zwischen Eltern häufig noch, weil es beiden Seiten darum zu tun ist, die andere so sehr wie möglich zu beschuldigen und zu beschämen und vor allem den »Fall« zu gewinnen. Das Kind verlieren die Parteien dabei oft aus den Augen ...

3.2 Gerichtsverfahren

Wenn Eltern es nicht schaffen, sich über den Umgangsmodus zu einigen – d. h., wo ihre Kinder leben sollen und wie oft und unter welchen Umständen sie sich bei dem Elternteil aufhalten sollen, bei dem sie nicht regulär wohnen –, kann zunächst eine Mediation versucht werden mit dem Ziel, ein Gerichtsverfahren zu vermeiden. Bleibt sie erfolglos, kann sich ein Elternteil oder können sich beide an ein Familiengericht wenden, das im Rahmen der ersten Anhörung feststellt, ob es möglich ist, alle relevanten Fragen in Form einer Vereinbarung zu regeln. Erweist sich das als unmöglich, muss das Gericht selbst Entscheidungen treffen, nachdem alle relevanten Fakten und Aussagen berücksichtigt worden sind. Die Arbeit von Familiengerichten basiert auf der Prämisse, dass Kinder zu ihrer ungestörten Entwicklung – für das »Kindeswohl« – regelmäßigen Umgang mit *beiden* Elternteilen benötigen, und so befasst sich die Rechtsprechung vor allem mit der Umgangsberechtigung: dem Anspruch auf Umfang und Ausgestaltung des Umgangs. Familiengerichte beschreiben auch das Kindesrecht auf Umgang mit einem *nicht* sorgeberechtigten Elternteil – denn auch ein Elternteil ohne Sorgerecht hat das Recht auf Umgang.

Abgesehen von privatrechtlichen Verfahren, die meist von *einem* Elternteil initiiert werden, gibt es auch juristische Verfahren, die von Sozialbehörden veranlasst werden. Allerdings kommt es häufig auch zu Überschneidungen zwischen öffentlich-rechtlichen und privatrechtlichen Aspekten, insbesondere wenn es sich um langwierige Rechtsstreitigkeiten handelt, in denen berechtigte Sorgen hinsichtlich des Kindeswohls zum Ausdruck gelangen. Oft sind in solchen Fällen die Sozialbehörden involviert, obwohl ein jeweiliges Verfahren rein privatrechtlich begann, weil im Laufe der Zeit Fragen des Kindesschutzes akut wurden oder das Gericht bei den Sozialbehörden einen Situationsbericht anfordert. Ein anderer Grund für solche Überschneidungen ist, dass die Problematik des Kindesschutzes in beiden Fällen oft ähnlich ist: Fast alle Kinder, die im Zentrum privatrechtlicher wie öffentlich-rechtlicher Verfahren stehen, haben in irgendeiner Form unter Misshandlung oder Vernachlässigung gelitten. Außerdem waren oder sind viele Kinder, deren Eltern in privatrechtlichen und öffentlich-rechtlichen Verfahren miteinander streiten, Zeugen häuslicher Gewalt zwischen ihren Eltern. Folglich kann der Schaden, den Kinder erleiden, um die es in privatrechtlichen und öffentlich-rechtlichen Verfahren geht, ähnlich schwerwiegend sein, und insofern sollte es uns nicht überraschen, dass viele Kinder in beiden Szenarien Anzeichen und Symptome aufweisen, die auf emotionale Störungen oder Verhaltensstörungen hindeuten.

3.2.1 Anschuldigungen und Anhörungen zur Tatsachenuntersuchung

Es ist eine traurige Tatsache, dass bei vielen Streitigkeiten zwischen Eltern ein Elternteil, um seine eigene Position zu verteidigen, dem anderen Missbrauch, Misshandlung oder Vernachlässigung der gemeinsamen Kinder vorwirft. Dies setzt eine Spirale des Abstreitens und der Gegenbeschuldigungen in Gang. Manche Vorwürfe mögen berechtigt sein, andere hingegen sind übertrieben oder zweifelhaft, wenn nicht sogar frei erfunden. Einige Anschuldigungen beziehen sich auf emotionale, körperliche oder sexuelle Misshandlungen, die der eine Elternteil vom anderen erlitten zu haben behauptet. Andere beziehen sich auf die schlechte Behandlung der Kinder in der Vergangenheit. Solche Schuldzuweisungen können auch von den Kindern spontan geäußert werden, sie beruhen aber eben vor allem oft auf elterlicher Einflussnahme.

Tatsachenuntersuchungen eines Gerichts dienen dazu, wichtige faktische Aspekte zu klären, die zwischen den Parteien strittig sind, oder festzustellen, ob bestimmte konkrete Vorwürfe der Wahrheit entsprechen. Am häufigsten werfen Eltern einander missbräuchliches, unehrliches oder schädigendes Verhalten vor. Trägt ein Elternteil Anschuldigungen vor und der andere streitet sie ab, muss das Gericht entscheiden, ob zur Tatsachenfeststellung eine Anhörung durchgeführt werden sollte. Dies geschieht nur, wenn als wahrscheinlich gelten kann, dass eine Erhärtung der Vorwürfe die Entscheidung des Gerichts beeinflussen wird. In Vorbereitung auf eine Anhörung zwecks Tatsachenfeststellung wird der Elternteil, der die Anschuldigungen vorgebracht hat, aufgefordert, eine Liste zusammenzustellen, und der Elternteil, gegen den die Vorwürfe gerichtet sind, muss anschließend innerhalb einer festgesetzten Frist zu den Anschuldigungen Stellung nehmen. Wenn die schriftlichen Stellungnahmen vorliegen, erhalten beide Eltern Gelegenheit, sich im Rahmen einer Anhörung mündlich zu dem zu äußern, was ihrer Meinung nach geschehen ist. Beide Parteien können bezüglich der Vorwürfe ins Kreuzverhör genommen werden. Die Person, die die Anschuldigungen vorgetragen hat, muss deren Zutreffen beweisen, und der Richter befindet dann darüber, ob das Zutreffen der Vorwürfe eher wahrscheinlich ist – oder nicht. Dies ist der zivilrechtliche Beweisstandard im Gegensatz zum strafrechtlichen, bei dem die Tatsachen als über jeden vernünftigen Zweifel erhaben bewiesen werden müssen.

3.3 Umgangskontaktprobleme

Kontakt zu beiden Eltern halten zu können ist ein Recht des Kindes, und sofern nicht das Gegenteil bewiesen ist, gilt, dass die Teilhabe beider Eltern am Leben des gemeinsamen Kindes in seinem wohlverstandenen Interesse liegt. Das Gesetz geht von der Erwartung aus, dass der Elternteil, bei dem das Kind lebt, im Falle einer Trennung der Eltern einen angemessenen Kontakt des Kindes zum distanzierteren Elternteil ermöglicht. Umgangseinschränkungen sollten nur zum Schutz der Interessen des Kindes angeordnet werden. Der Kontakt zwischen einem Elternteil und dem Kind kann direkt, also von Angesicht zu Angesicht, stattfinden – sowohl tagsüber als auch in Form von Übernachtungsbesuchen beim distanzierteren Elternteil –, aber auch indirekt in Form von Telefongesprächen, E-Mail-Austausch, Briefen und Geschenken.

In vielen Ländern sieht das Gesetz vor, dass für ein Kind, das aus einer Partnerbeziehung hervorgegangen ist, beide Eltern verantwortlich sind, sofern die Namen beider in die Geburtsurkunde eingetragen wurden, unabhängig davon, ob das Paar verheiratet ist oder nicht. In der Regel kann ein Elternteil die Anerkennung als Sorgeberechtigte/r beantragen, wenn sie nicht automatisch zuerkannt wird; doch gibt diese Anerkennung elterlicher Verantwortlichkeit dem betreffenden Elternteil nicht zwingend das Recht, zum Kind in Umgangskontakt zu treten. Elterliche Verantwortlichkeit beinhaltet vielmehr, dass jemand, dem sie zuerkannt wurde, berechtigt ist, sich an Entscheidungen über die Erziehung des Kindes zu beteiligen, und dass die Außenwelt (Schulen, Ärzte ...) die betreffende Person als berechtigt ansieht, ihrer Sichtweise Gehör zu verschaffen.

Es wird allgemein angenommen, dass Kinder generell ein Bedürfnis nach einem stabilen und sicheren Platz innerhalb ihrer Familie haben. Außerdem herrscht allgemein die Auffassung vor, dass Kinder sehr davon profitieren, wenn sie über ein ihrem jeweiligen Entwicklungsstand entsprechendes Wissen bezüglich ihrer eigenen Lebensgeschichte, derjenigen ihrer Eltern und dessen, weshalb sie bei einem oder beiden leiblichen Eltern leben, verfügen. Kinder müssen auch verstehen, dass sie zu mehr als einer Familie gehören und mehr als ein Zuhause haben können. Hinsichtlich der Erfüllung einiger dieser Bedürfnisse liegen zahlreiche Untersuchungen vor, die bestätigen, dass irgendeine Form von fundiertem Kontakt zum distanzierteren Elternteil und zu den Großeltern dieses Familienzweigs für Kinder wichtig ist (Amato a. Rezac 1994; Seltzer a. Bianchi 1988; Smyth a. Ferro 2002; Kelly 2007; Westphal et al. 2015). Das gilt insbesondere, wenn dieser Elternteil – oder ein Großelternteil von dieser Seite – länger für das Kind gesorgt hat. Kinder entwickeln in solchen Fällen vielfältige Bindungen von unterschiedlicher Qualität und müssen mit zahlreichen, oft scheinbar widersprüchlichen emotionalen Realitäten fertigwerden. Wenn sie den Kontakt zu wichtigen Familienmitgliedern verlieren, ringen sie in der Folge oft jahrelang mit Problemen der Identitätsentwicklung, und dies kann sich sogar auf ihr ganzes weiteres Leben auswirken. Weil indirekter Kontakt per E-Mail, Telefon, Bildtelefon oder Post oft abbricht und für Kinder häufig zu wenig greifbar ist, halten viele Kliniker mittlerweile direkten Kontakt von Angesicht zu Angesicht zum distanzierteren Elternteil für wünschenswert, sofern nicht starke Argumente dagegensprechen (Gilmore 2006; Trinder et al. 2008). Allerdings muss dabei eine Anzahl von Faktoren berücksichtigt werden, etwa die physische und emotionale Sicherheit des Kindes, seine Wünsche und die wahrscheinliche emotionale Wirkung der Begegnung mit dem distanzierten Elternteil.

Für die emotionale Entwicklung und die zukünftige psychische Gesundheit von Kindern ist es grundsätzlich von Vorteil, wenn sie gute und tiefreichende Beziehungen zu beiden Eltern unterhalten. Diese Beziehungen sollten in Situationen zum Ausdruck kommen, in denen für das Kind keine Gefahr besteht oder es möglich ist, eine reale oder potenzielle Gefahr zu entschärfen. Und da solche kindeswohlbedrohenden Gefahren manchmal nur zeitweise auftreten, muss auch beurteilt werden, ob die bestehenden Gefahren mithilfe von Interventionen und Unterstützung deutlich verringert werden können.

Die wichtigsten Fragen, mit denen sich Eltern, Kliniker, Sozialarbeiter und Gerichte befassen müssen, lauten: Welche Art von Kontakt ist wünschenswert? Zu wem? Wo? Wie oft? Wie lange? Wie ermöglicht? Ist Supervision erforderlich?

3.4 Sachverständige

Das Gericht braucht sich um Sachverständigenrat nur zu bemühen, wenn dies »notwendig« erscheint; bei Verfahren in einer sehr strittigen Situation ist das meist der Fall, da verschiedene Personen und Sachverhalte beurteilt werden müssen: die Eltern, die Kinder, eventuell Mitglieder der erweiterten Familie sowie die Beziehung der Kinder zu beiden Eltern und zu anderen primären Bezugspersonen. Vor allem aber muss die Fähigkeit beider Eltern, die physischen, psychischen, sozialen und edukativen Bedürfnisse ihres Kindes angemessen zu erfüllen, untersucht werden. Dies erfordert eine individuelle Beurteilung des Kindes und seiner unterschiedlichen Bedürfnisse, einschließlich des aktuellen psychischen Zustandes und der emotionalen und sozialen Befindlichkeit. Aufgrund dieser Beurteilung wird der herangezogene Sachverständige oder »Experte« – z. B. ein Psychiater, Psychologe, Familientherapeut, Verfahrensbeistand oder Sozialarbeiter – gebeten, seine Meinung und seine Empfehlungen hinsichtlich ganz spezifischer Themen zu erläutern.

Medizinische Metaphern können helfen, die Aufgabe eines solchen Experten zu erklären: eine »Diagnose« zu stellen – womit die Meinungen und Empfehlungen des Experten gemeint sind –, damit das »Problem behandelt« werden und das Gericht geeignete Maßnahmen ergreifen kann, indem es eine Verfügung formuliert oder nicht. Ein wichtiger Teil der Experteneinschätzung besteht darin, die Vorgeschichte – Ätiologie und Pathogenese – des akuten Problems zu verstehen: die Triangulierungsprozesse und den Beitrag aller daran beteiligten Personen. Außerdem muss der Experte aktuelle und zu erwartende zukünftige Faktoren herausarbeiten, welche die schädliche Dynamik der elterlichen Beziehung erhalten und nähren (können).

Im Allgemeinen wird es bevorzugt, einen von beiden Parteien gemeinsam ausgewählten Experten hinzuzuziehen, statt beide Parteien einen eigenen Experten wählen zu lassen, weil dies die Positionen der Kontrahenten noch stärker polarisieren kann, statt dass sie einer Übereinkunft näherkommen. Die Wahl eines von beiden Parteien akzeptierten Experten verringert außerdem die Rechtskosten. Können sich die Parteien nicht darüber einigen, welchen Experte sie heranziehen wollen, kann das Gericht entweder einen von einer Partei vorgeschlagenen Experten bestellen oder selbst einen Experten bestimmen. Sein Kompetenzbereich muss den vom Gericht identifizierten und beschriebenen Problemen entsprechen. Wichtig ist auch, dass der Experte in der Thematik, um die es geht, Erfahrung hat, dass er sich mit den Problemen, die für den konkreten Fall von Bedeutung sind, ausgiebig beschäftigt hat und dass er mit dem gesamten Spektrum der aktuellen Praxis vertraut ist. Dies erfordert umfassendes Wissen über die sozialen, entwicklungsbezogenen und kulturellen Normen und die für den konkreten Fall maßgeblichen rechtlichen Prinzipien. Wenn z. B. die Gefahr kriminellen Verhaltens besteht, etwa hinsichtlich sexueller Übergriffe oder Gewalttätigkeit, muss der Experte auch über die für solche Fälle erforderlichen forensischen Kenntnisse verfügen. Welche das im konkreten Fall sind, hängt von der Evidenz ab, die das Gericht braucht, um die Qualifikationen des Sachverständigen, seine Erfahrung und seine fachliche Ausbildung anerkennen zu können. Der Sachverständige ist in erster Linie dem Gericht verpflichtet; dies geht allen Verpflichtungen gegenüber der Person, die ihn über die Situation, um die es geht, informiert hat oder von der er bezahlt wird, vor, weil nur so jeder Anschein der Voreingenommenheit oder einer Interessenkollision vermieden werden kann (Asen a. Schuff 2003).

3.5 Rechtliche Erwägungen

Familiengerichte sind bemüht, fruchtlose Rechtsstreitigkeiten zu vermeiden, und ermutigen Eltern deshalb, ihre Differenzen möglichst im Rahmen einer Mediation beizulegen. Vor Beginn der Verhandlung sollten beide Eltern an einem Treffen teilnehmen, bei dem die Möglichkeit einer Mediation erläutert wird. Wenn Eltern sich allerdings wegen angeblicher »Eltern-Kind-Entfremdung« an einen Rechtsanwalt wenden, müssen sie wissen, was er von ihnen benötigt (Richardson 2019):

1. eine Erklärung des Vorwurfs samt genauer Beschreibung
2. Beweise, die den erhobenen Vorwurf belegen
3. eine Zusammenstellung der Fragen, die gestellt und beantwortet werden müssen, damit das Fundament für eine gründliche Analyse des Problems geschaffen wird

4. eine Einschätzung dessen, welche Konsequenzen die Anschuldigung, sofern sie sich als zutreffend erweist, für das Kind hinsichtlich der Fragen des Kontakts und des Wohnsitzes hat
5. eine kohärente Darstellung der Argumente, sodass es möglich ist, für oder gegen den Vorwurf Stellung zu beziehen.

Wie schon in vorherigen Kapiteln erläutert, wird der Begriff »Elternentfremdung« oft recht unkritisch benutzt. Anwälte fragen ihre Klienten deshalb, was genau sie meinen, wenn sie den Vorwurf der Elternentfremdung erheben. Im Grunde beschäftigen sich Anwälte in solchen Fällen mit zwei Fragen:

1. Ist der Widerstand des Elternteils, bei dem das Kind wohnt, oder des Kindes selbst dem Verhalten des zurückgewiesenen Elternteils gegenüber berechtigt?
2. Oder wurzelt die unverhältnismäßige oder ungerechtfertigte Verweigerung in unbilliger Opposition des Elternteils, bei dem das Kind lebt?

Um herauszufinden, welche dieser beiden Möglichkeiten zutrifft, sind Anwälte bemüht, sich nicht nur darüber zu informieren, was der rat- und hilfesuchende Elternteil für zutreffend hält, sondern auch darüber, wie der andere Elternteil die Situation einschätzt. Sobald die Vorwürfe präzisiert worden sind, stellt der Anwalt fest, welche Belege herangezogen werden können oder erforderlich sind, damit bewiesen werden kann, dass die Vorwürfe begründet oder falsch sind. Dabei sind vier Resultate möglich: Der Vorwurf wird

1. bewiesen
2. teilweise bewiesen
3. nicht bewiesen oder
4. ist schlicht falsch

und letztendlich obliegt die Entscheidung darüber, ob die vorgelegten Beweise ausreichen, dem Gericht. Beim Sammeln und Analysieren von Beweismaterialien konzentrieren sich Anwälte grundsätzlich auf eine Frage: Ist der erhobene Vorwurf im Hinblick auf das Kindeswohl relevant oder *möglicherweise* relevant? Und wenn ja, warum? Wenn Anwälte ein Argument vortragen, müssen sie im Blick behalten, welche Konsequenzen sich für das Kind ergeben, falls sich der erhobene Vorwurf als zutreffend erweist. Muss beispielsweise der Kontakt zum zurückgewiesenen Elternteil wiederhergestellt werden? Ist es notwendig, den Wohnsitz des Kindes zu verändern? In den Stellungnahmen, die Anwälte gemeinsam mit ihren Klienten erarbeiten, müssen sie ihre Argumente prägnant formulieren, zu Vorwürfen Stellung beziehen und die sich daraus ergebenden Konsequenzen benennen.

3.6 Gutachterliche Tätigkeit

Bei gerichtlichen Verfahren, die sich mit Umgangsrecht und Sorgerecht befassen, werden häufig Sachverständige damit beauftragt, familienpsychologische Gutachten anzufertigen. Gutachter sollen sich neutral und objektiv ein umfassendes Bild von den Verhältnissen der betroffenen Kinder und Eltern machen. Es geht um die Beurteilung der elterlichen Erziehungsfähigkeit und die Beantwortung der Frage, was für die Zukunft für das Kind unter verschiedenen Szenarien zu erwarten ist und wie eine etwaige Kindeswohlgefährdung abgestellt oder reduziert werden kann. Sachverständigengutachten können so einen wichtigen Beitrag zu gerichtlichen Entscheidungen liefern, z. B. über Aufenthaltsbestimmungen oder über Dauer und Frequenz von Kontakten und/oder darüber, ob sie begleitet sein sollten.

Psychiatrisches, psychologisches und kognitives Profil für beide Eltern

- Gibt es Einschränkungen der elterlichen Erziehungsfähigkeit durch psychische Störungen, psychosoziale Umstände, somatische Erkrankungen, Abhängigkeitserkrankungen oder dissoziale Entwicklungen?
- Wie ist die Fähigkeit entwickelt, sich empathisch in die Bedürfnisse des Kindes hineinzuversetzen und eigene Bedürfnisse dabei zurückzustellen?
- Wie steht es mit der Einsicht in frühere und aktuelle Mängel in der Erfüllung der elterlichen Aufgaben?
- Sind beide Eltern in der Lage, die eigenen inneren Konflikte und Ambivalenzen wahrzunehmen?
- Sind beide Eltern in der Lage und motiviert, die Notwendigkeit von fachlichen Hilfen zu erkennen, sie auch anzunehmen und partnerschaftlich mit Helfern zusammenzuarbeiten? Sind die Eltern veränderungsfähig?

- Wie haben die Eltern selbst ihre eigene elterliche Betreuung erlebt, und welchen Einfluss haben diese Erfahrungen auf ihr Elternsein?
- Wie steht es um die Fähigkeit beider Eltern, die *aktuellen* und *sich wandelnden* entwicklungsbasierten Bedürfnisse des Kindes in körperlicher, emotionaler, sozialer und kognitiver Hinsicht zu verstehen und zu erfüllen?
- Wie ist die Fähigkeit beider Eltern, den Bedürfnissen ihres Kindes ihren eigenen gegenüber Vorrang einzuräumen?
- Wie gehen die Eltern mit belastenden Situationen und Frustrationstoleranz um? Sind sie in der Lage, starke Affekte und Impulse unter Kontrolle zu behalten?
- Welches sind die Auffassungen beider Eltern betreffend Disziplinierung und der konsistenten Festlegung und Erhaltung von Grenzen?
- Fähigkeit beider Eltern, ihr Kind vor Schädigungen (Missbrauch, Misshandlung und Vernachlässigung) zu bewahren
- Wie steht es um die Präsenz und Nutzung der Unterstützungs- bzw. Freundschaftsnetzwerke beider Eltern?
- Welche Beziehungsmuster haben sich im Familiensystem entwickelt?

Psychiatrisches, psychologisches und kognitives Profil des Kindes

- Frühere und aktuelle psychische Probleme bzw. emotionale Traumata des Kindes
- Wie ist die aktuelle emotionale, soziale, kognitive und behaviorale Befindlichkeit des Kindes?
- Wie ist die Qualität der Bindungen des Kindes zu den wichtigen Bezugspersonen?
- Gibt es einen gefestigten Kindeswillen? Entspricht er dem Kindeswohl? Wie mag er entstanden sein, und gibt es Beeinträchtigungen oder Manipulationen durch Elternteile?
- Welches sind die Umgangskontaktbedürfnisse des Kindes?
- Hat das Kind und/oder die Familie bestehende therapeutische Bedürfnisse?

Kasten 3.1: Liste potenzieller Themen und Fragen für die gutachterliche Tätigkeit

3.7 Vorgehensweise und Arbeitsplanung

Sobald ein mit allen Parteien übereinstimmend vereinbarter Auftrag formuliert worden ist, kann im Detail geplant werden, wie die Arbeit strukturiert werden soll. Das *Family-Ties*-Modell legt für die Arbeit mit hochstrittigen Eltern und ihren triangulierten Kindern eine klare Vorgehensweise fest. Sie besteht aus sieben verschiedenen und sich überschneidenden Arbeitsphasen, auf die dieses und die folgenden Kapitel näher eingehen. Sie wurden schon in der Einleitung dieses Buchs erwähnt und werden hier der Einfachheit halber wiedergegeben (Kasten 1.1).

1. Netzwerktreffen
2. individuelle parallele Arbeit mit beiden Eltern
3. individuelle Arbeit mit Kind(ern)
4. Identifizieren der Triangulationsprozesse und Erstellender Interventionsschritte
5. Arbeit mit dem Elternpaar
6. Arbeit am Umgangskontakt
7. Familienarbeit.

Kasten 3.2: Die Family-Ties-*Arbeitsphasen*

Der erste Schritt besteht in der Regel darin, dass der Kliniker ein Treffen des Unterstützer- und Helfernetzwerkes einberuft. Daran sollten beide Eltern, andere wichtige Mitglieder des familiären Netzwerks (z. B. Großeltern und Onkel/Tanten, Freunde) sowie in den Fall involvierte Fachleute teilnehmen, beispielsweise ein Repräsentant des Sozialdienstes des Familiengerichts, ein Familienberater, ein Verfahrensbeistand oder Sozialarbeiter. Manchmal äußern die juristischen Vertreter der Eltern den Wunsch, selbst als Beobachter teilzunehmen. Das Treffen wird genau protokolliert, und die Aufzeichnungen werden anschließend allen Teilnehmern zur Überprüfung vorgelegt. Der Auftrag wird so lange modifiziert, bis alle Beteiligten mit dem Resultat einverstanden sind. Ein Netzwerktreffen ermöglicht es, einen koordinierten und von allen Beteiligten akzeptierten Plan für die Begutachtung und die therapeutische Arbeit zu entwickeln. Ihm können in regelmäßigen Abständen weitere Netzwerktreffen folgen, an denen die gleiche Konstellation von Eltern, Fachleuten und wichtigen Bezugspersonen teilnimmt, so wie es für den konkreten

Fall angemessen erscheint. Sie haben die Funktion, transparent über Fortschritte, Schwierigkeiten und auch neue Zielsetzungen zu sprechen. Die Ziele von Netzwerktreffen werden in Kasten 3.2 zusammengefasst.

1. Zusammentreffen und Vernetzung von Eltern, anderen wichtigen Bezugspersonen und involvierten Fachleuten
2. Auflistung, wie wer was wann und warum den Eltern und Kindern hilft oder helfen kann
3. offenes Anhören der Besorgnisse aller beteiligten Fachleute sowie der Eltern
4. transparente Diskussion über unterschiedliche Auffassungen
5. Einbeziehung der Eltern in die Planung der vorgeschlagenen Arbeit wie auch Feststellung dessen, was sie selbst sich davon versprechen und wünschen
6. klare Festlegung der Bereiche der Begutachtung und der etwaigen therapeutischen Arbeit
7. Übereinkunft hinsichtlich der zu erwartenden Konsequenzen einer Veränderung bzw. keiner Veränderung der gegenwärtigen Problemsituation(en)
8. Übereinkunft darüber, wer welche Aspekte dieser Arbeit übernehmen soll
9. Übereinkunft über den zeitlichen Ablauf der Arbeit

Kasten 3.3: Ziele von Netzwerktreffen

Erklärt ein Elternteil oder erklären beide, sie könnten sich nicht gemeinsam im gleichen Raum aufhalten, kann man grundsätzlich auch zwei Netzwerktreffen nacheinander durchführen: zunächst mit dem einen Elternteil, dann mit dem anderen. In Fällen extremer häuslicher Gewalt und bei Bestehen konkreter Kontaktverbote ist es manchmal nur so möglich, das Netzwerk zusammenzubringen. In der Praxis gelingt es jedoch meist – sofern man beiden Expartnern entsprechende Zusicherungen macht –, die Eltern in einem Raum zu versammeln, wobei man die Sicherheit aller Teilnehmer eventuell durch spezielle Vorkehrungen gewährleisten muss. Unter solchen Umständen ist eine bestimmte Sitzordnung besonders wichtig, wobei man auf die Festlegung klarer räumlicher und zeitlicher Grenzen achten muss.

Im Lichte der Diskussionen im Rahmen eines Netzwerktreffens können die Ziele, derentwegen die Behandlungsempfehlung erfolgt ist, einer Revision unterzogen werden. Zu diesem Zweck werden neue Fragen für den Kliniker formuliert, damit ihm eine nützliche Fokussierung möglich ist.

3.8 Strukturierung der Arbeit

Im Anschluss an das Netzwerktreffen kann in der Regel ein Plan für die empfohlene Arbeit entwickelt werden. Hinsichtlich jeder Arbeitsaufgabe lautet die Frage: »Welcher Kontext muss geschaffen werden, damit diese Frage beantwortet werden kann?« Dadurch entsteht die Grundlage für die Struktur der Begutachtung und der therapeutischen Intervention. Bei pragmatischer Beantwortung dieser grundlegenden Fragen sollen die vier Arten von »Kontext« berücksichtigt werden, welche die Dimensionen »Person«, »Zeit«, »Ort« und »Aktivität« umfassen, so wie es in Abbildung 3.1 (Asen 2004) dargestellt wird. Die Frage nach dem Kontext muss auf verschiedenen Ebenen beantwortet werden:

Person:	⇨	Wer?
Zeit:	⇨	Wann, wie oft, wie lange?
Ort:	⇨	Wo?
Aktivität:	⇨	Was?

Abb. 3.1: Kontextdimensionen für die gutachterliche und therapeutische Arbeit

Die Frage danach, *wer* an einem Treffen teilnehmen sollte, erschließt viele Antwortmöglichkeiten – die Kinder und ihre Eltern, Mitglieder der erweiterten Familie, »signifikante andere«, ob dies nun Freunde, Vertreter von Glaubensinstitutionen (aus Kirche, Moschee, Tempel, Synagoge) oder andere Unterstützer sind. So eröffnet sich die Möglichkeit, dass in zukünftigen Treffen neue »signifikante« Teilnehmer einbezogen werden können. Bei der Klärung der Frage, *wo* die Arbeit stattfinden soll, gibt es verschiedene Eventualitäten: in einem klinischen Umfeld, zu Hause, in der Schule, in Räumlichkeiten eines Gerichts – eine Liste aller existierenden Möglichkeiten würde ziemlich lang. Mit einem Kind, den Eltern oder mit einer Familie in der Umgebung zu arbeiten, in der das Problem auftritt, kann effektiver sein, als die klinische Arbeit auf Praxisräume oder Konferenzräume einer

Behörde zu beschränken. Der *Wann*-Aspekt schließt Fragen wie die nach Häufigkeit, Dauer und tatsächlicher Treffenszeit ein. Therapeutische Vertreter unterschiedlicher Ansätze neigen zur Vorgabe fester Zeitspannen zwischen 50 und 90 Minuten. *Was* im Laufe der Arbeit tatsächlich geschieht – die Aktivitäten, mit denen das Kind, die Eltern

Art	**Person**	**Ort**	**Zeit**	**Beispiel für Aktivität**
Einzelner	Elternteil, Bezugsperson	Institutionsräumlichkeiten, Zuhause	3 x 1 Stunde	Sprechen und Zuhören, hypothetisches Szenario erforschen
Einzelner	Kind	Institutionsräumlichkeiten, Zuhause, Schule	3 x 40–60 Min. (je nach Alter/Vorgaben	Sprechen und Zuhören, Aktivitäten, Spiel, Untersuchungswerkzeuge
Einzelner	Lehrer, Fachkraft, andere Betreuer	Institutionsräumlichkeiten, Schule,	2–3 x 30 Min.	Informationen sammeln
Elternpaar	Eltern	Klinik	3 x 1 Stunde	gemeinsame Arbeit fördern, Elternplan erstellen
Familie	Eltern/Bezugspersonen und Kinder	Zuhause, Pflegefamilie, Institutionsräumlichkeiten, Park, Spielplatz	2–3 x ½ Stunde mit jedem Elternteil für die Untersuchung oder Begutachtung	Aufgaben/Spiele für die Familie, reden, zuhören, spielen, essen
Familie	Eltern/Bezugspersonen und Kinder	Zuhause, Institutionsräumlichkeiten, Einkaufszentrum, Park	1–2 x 1–2 Stunden	Beobachtung von Kontakt
Familie	Geschwister	Zuhause, Institutionsräumlichkeiten	2–3 x 1 Stunde	Aufgaben/Spiele für die Familie, sprechen, zuhören, spielen

Tab. 3.1: Beispiel für ein Arbeitsprogramm

oder die Familie konfrontiert werden –, kann ebenfalls stark variieren. Dazu zählen natürlich therapeutische Gespräche oder Diskussionen, die in der Regel stark verbal fokussiert sind. Doch spielerische Aktivitäten, die manchmal nonverbal oder paraverbal sind – etwa Rollenspiele, Sculpting, Kollagenherstellung und Übungen –, erschließen häufig nützlichere Informationen und Möglichkeiten zum Verständnis von Interaktionsmustern, Experimenten und Veränderungen.

Die Kontextualisierungsfragen (Wer?, Wo?, Wann?, Wie?) sollten nicht nur zu Beginn der Arbeit gestellt werden, sondern wiederholt und regelmäßig. Und die Kinder, die Eltern und manchmal auch die professionellen Helfer sollten einbezogen werden; so gelingt es oft am besten, gemeinsam Kontexte für potenzielle Veränderungen zu entwickeln.

Tabelle 3.1 enthält ein Beispiel für ein Arbeitsprogramm, das für eine typische gutachterliche und therapeutische Zuweisung entwickelt wurde. Solche Programme unterscheiden sich von Fall zu Fall oft erheblich und müssen im Lichte der neu erschlossenen Informationen permanent überprüft und manchmal auch geändert werden. Selbst wenn eine Familie bereits früher einer Untersuchung oder formalen Begutachtung unterzogen und ihr aufgrund dessen eine bestimmte therapeutische Intervention empfohlen wurde, ist eine kurze Überprüfung auf die Durchführbarkeit der empfohlenen Maßnahmen hin ratsam, bevor irgendeine Art von therapeutischer Intervention in Angriff genommen wird.

4 Untersuchung der Eltern und ihrer Elternkompetenzen

Jedes Kind hat körperliche, emotionale, soziale, kognitive und spirituelle Bedürfnisse, und die Begutachtung von Eltern konzentriert sich darauf herauszufinden, wie und ob Eltern in der Lage sind, die Bedürfnisse ihrer Kinder zu erfüllen. Viele dieser Bedürfnisse sind universell und grundlegend, beispielsweise das Bedürfnis nach Nahrung und Schutz oder das Bedürfnis nach körperlicher und emotionaler Sicherheit. Andere Bedürfnisse sind sehr spezifisch und bei jedem Kind seinen körperlichen und psychischen Besonderheiten entsprechend anders. Wieder andere Bedürfnisse hängen mit dem Lebensumfeld und der Kultur zusammen und sind in sie eingebettet. Weil fast alle Kinder in eine Familie hineingeboren werden und in ihr aufwachsen, setzt ihr Gedeihen ein »hinreichend gutes« Zusammenpassen zwischen ihren eigenen Bedürfnissen und der Fähigkeit ihrer Eltern oder anderer primärer Bezugspersonen, diese Bedürfnisse zu erfüllen, voraus. Von »hinreichend guten« Eltern ist zu erwarten, dass sie über ein ganzes Spektrum wichtiger Eigenschaften verfügen, wozu unter anderem zählt, dass sie liebevoll und empathisch sind, auf die Sorgen und Bestrebungen ihrer Kinder eingehen, ihr Selbstwertgefühl und Selbstvertrauen stärken, sowohl flexibel sind als auch Grenzen setzen, den Kindern Anleitung geben, ihre Beziehungen zum jeweils anderen Elternteil und zu wichtigen Mitgliedern beider Seiten der erweiterten Familie unterstützen – und vieles mehr.

Bei Gutachten von Eltern im Rahmen familienrechtlicher Verfahren, bei denen es um den Kindeswohnsitz und Fragen der Kontaktregelung geht, sollten die Stärken und Schwächen der Eltern hinsichtlich ihrer Pflichten untersucht werden und wie sie sich auf die Kind-Eltern-Beziehung auswirken (Budd 2001). Ebenso sollten Schutz- und Risikofaktoren gegenübergestellt werden (Asen 2006; Gould a. Martindale 2007). In der entsprechenden Fachliteratur wird berichtet, dass bei einer signifikanten Zahl massiv streitender Eltern, die sich über Fragen des Kontakts zu den Kindern und über deren Wohnsitz nicht einigen können, eine spezifische Psychopathologie oder Persönlichkeitsstörung vorliegt (siehe z. B. Johnston 1993; Feinberg a. Greene 1997; Barwick et al. 2003; Friedman 2004). Außerdem wird angenommen, dass diese Eltern aufgrund ihrer Störung mit höherer Wahrscheinlichkeit starr defensiv und moralistisch sind, dass sie sich für makellos und rechtschaffen halten, dass sie die Verantwortung anderen zuschreiben und dass es ihnen an Einsicht in ihr eigenes Verhalten und seine Wirkung auf andere fehlt (Siegel 1996; Bathurst et al. 1997; Bagby et al. 1999). Einige Autoren haben eine erhöhte Prävalenz von Persönlichkeitsstörungen unter stark entfremdeten Eltern entdeckt (Neff a. Cooper 2004; Baker 2007). Andere Untersuchungen, beispielsweise die von Stewart (2001) und Brown (2008), haben festgestellt, dass bei Eltern häufig häusliche Gewalt, Substanzmissbrauch und kriminelles Verhalten vorkamen. Charakteristisch für die Beziehungen solcher Eltern waren unter anderem Misstrauen, Abgrenzungsprobleme, die Neigung, die eigenen Kinder in Konflikte mit dem Partner hineinzuziehen, die Einschaltung von Kinderschutzbehörden in die Auseinandersetzungen, Anschuldigungen wegen sexuellen Missbrauchs sowie häufige Wechsel von Rechtsanwälten. Solche Erkenntnisse können Klinikern von Anfang an wichtige Informationen liefern und auch bei der Suche nach Risikofaktoren von Nutzen sein. Allerdings ist Vorsicht geboten, den Eltern beim ersten Treffen nicht unter dem Einfluss bislang unbestätigter Annahmen über Psychopathologien vorurteilsbelastet zu begegnen. Während des gesamten Arbeitsprozesses ist das Gewahrsein wichtig, dass die Arbeit letztlich darauf zielt, den Kindern die Aufrechterhaltung einer angemessenen Beziehung zu *beiden* Eltern zu ermöglichen, und darauf, dass sie nicht mehr unter den Konflikten zwischen den Expartnern leiden.

Im Rahmen des *Family-Ties*-Ansatzes werden bei gutachterlicher Tätigkeit beide Eltern jeweils dreimal separat zu Treffen von 60 bis 90 Minuten Dauer eingeladen, die in der Regel innerhalb von vier Wochen stattfinden. Die wichtigsten Bereiche für die Begutachtung und Bewertung von Eltern in akut starken Konflikten sind:

- die Entstehungsgeschichte der Probleme
- das Erleben der Betreuung durch die eigenen Eltern und die in diesem Zusammenhang erlernten »Lektionen«
- die Fähigkeit, die eigenen Kinder zu mentalisieren
- die Fähigkeit zur Selbstreflexion
- die Kompetenz in der Erfüllung elterlicher Aufgaben
- emotionale und behaviorale Selbstregulation.

Zur Kenntnis genommen werden sollten von allen Seiten:

- die Präsenz von Triangulierungsprozessen
- die Beschreibung des jeweils anderen Elternteils
- aktuelle und frühere psychische Probleme
- die forensische Vorgeschichte und Informationen über Substanz- bzw. Alkoholmissbrauch.

Die Eltern von Adam (acht Jahre) und Ryan (zehn Jahre) hatten sich vor drei Jahren scheiden lassen. Beide Kinder weigerten sich danach, in irgendeiner Form den Kontakt zu ihrem Vater aufrechtzuerhalten. Daraufhin leitete der Vater ein Gerichtsverfahren ein, und in diesem Zusammenhang behaupteten beide Eltern voneinander, ihr Expartner leide unter schwerwiegenden psychischen Problemen. Die Mutter, Frau I., behauptete, der Vater der Kinder, Herr J., sei ein »Psychopath«; er habe sich ihr und den Kindern gegenüber grausam, gewalttätig und extrem herrschsüchtig verhalten und sei sehr geschickt darin, Sozialarbeiter und andere Helfer im Sinne seiner Interessen zu manipulieren. Herr J. bezeichnete die Mutter als eine »sehr geschädigte Frau« und erklärte, sie habe in ihrer Kindheit sexuellen Missbrauch erlebt und als Erwachsene eine Persönlichkeitsstörung entwickelt, sie konsumiere Drogen und neige zeitweilig zu selbstverletzenden Handlungen. Über sein eigenes Leben sagte Herr J., er habe aufgrund von sehr belastenden Ereignissen unter starkem Stress und Depression gelitten, habe aber nie eine psychotherapeutische Behandlung benötigt oder erhalten. Frau I. erwähnte, sie sei als Kind von einem Freund ihrer Ursprungsfamilie sexuell missbraucht worden und als Teenager, wie sie es ausdrückte, »aus der Bahn geworfen worden«. Ein psychisches Problem sei bei ihr nie diagnostiziert worden, und sie habe auch keine psychotherapeutische Behandlung erhalten. Sie bestätigte, dass es in der Vergangenheit Zeiten gegeben habe, in denen sie aufgrund ihrer eigenen Probleme für ihre Kinder emotional nicht erreichbar gewesen sei. Ein Test in Form eines Persönlichkeitsfragebogens ergab, dass beide Eltern eine »turbulente« Persönlichkeit hätten, im Übrigen bei ihnen aber keine Störung bestehe. Allerdings deuteten die Resultate der Tests auch darauf hin, dass beide Eltern versucht hatten, auf eine sozial erwünschte Weise zu antworten, und dass sie nur sehr wenig über sich selbst preisgegeben hatten.

4.1 Anhören der elterlichen Narrative

Beim ersten Treffen ist es wichtig, den Eltern das Gefühl zu vermitteln, dass der Kliniker sich ihre Erzählung darüber, »wie alles passiert ist«, anhört. Dies kostet Zeit und erfordert Geduld, weil die Schilderung beider Eltern wahrscheinlich darauf abzielt zu beweisen, wie »verrückt« oder »pathologisch« der andere Elternteil ist und wie sehr der erzählende Elternteil »Opfer« ist und war. Der Kliniker kann darauf hinweisen, dass die gesamte Zeit des ersten Treffens dafür reserviert ist – vom » Geschehen bis zum gegenwärtigen Zeitpunkt« zu hören–, dass sich aber alle folgenden Treffen darauf konzentrieren werden, »wie die Situation zurzeit ist und wie sie sich in Zukunft ändern könnte oder sollte«. Auch wenn es manchmal schwierig sein mag, muss der Kliniker der Problembeschreibung beider Beteiligten Respekt erweisen, auch ihrer Einschätzung dessen, wer nach ihrer jeweiligen Auffassung »das Problem hat«. Der Kliniker bemüht sich um eine unterstützende Haltung; er bestätigt nachdrücklich das emotionale Erleben beider Expartner und hinterfragt ihre Darstellungen zu diesem Zeitpunkt nicht, sondern versucht, die Situation sozusagen mit den Augen beider Kontrahenten zu sehen.

Verständlicherweise versuchen die Eltern oft, den Kliniker dazu zu bringen, ihre jeweilige Sicht der Dinge besonders gut zu verstehen, und darüber verlieren sie die Bedürfnisse ihrer Kinder aus dem Blick. Deshalb ist die Positionierung des Klinikers besonders wichtig. Denn wenn ein Elternteil das Gefühl bekommt, dass der Kliniker sich »auf die Seite« des anderen Elternteils schlägt, besteht große Gefahr, dass sich dieser erstere Elternteil nicht mehr voll im Arbeitsprozess engagiert oder dass er versucht, den Kliniker direkt in den laufenden Konflikt zu verwickeln. Deshalb ist es wichtig, dass sich der Kliniker eine verständnisvolle und unterstützende Haltung zu eigen macht, während er die Narrative beider Eltern erforscht (»Ich glaube, ich verstehe, warum Sie das so sehr aufbringt oder aufgebracht hat«) und gleichzeitig hinsichtlich des anderen Elternteils ausdrücklich unbeteiligt bleibt (Rait 2000). Damit der Kliniker eine Allianz mit einem Elternteil aufrechterhalten kann, ohne den Anschein zu erwecken, er ergreife Partei für eine Seite, sollte er Leiden und Belastung des anwesenden Elternteils validieren, aber nicht gleichzeitig dessen oft einäugige Ansichten und Sichtweisen bestätigen. Dies entspricht auch einer mentalisierenden Haltung, weil es ermöglicht, zwei unterschiedlichen Sichtweisen gleichzeitig Rechnung zu tragen. Wird beispielsweise vor Gericht festgestellt, dass ein Elternteil dem anderen ungerechtfertigt sexuellen Missbrauch des gemeinsamen Kindes vorgeworfen hat, der betreffende Elternteil aber nicht in der Lage ist, die Tatsachenfeststellung des Gerichts zu akzeptieren, kann der Kliniker diesem Elternteil gegenüber Empathie hinsichtlich seiner Sorge um das Wohl des Kindes zum Ausdruck bringen sowie sein Verständnis dafür, dass der Elternteil etwas selbst für »wahr« hält, was andere und vor allem das Gericht nicht als »wahr« bestätigen konnten – und wie schwierig das für diesen Elternteil sein muss. Auf diese Weise nimmt der Kliniker nicht Partei, und Eltern fühlen sich dennoch verstanden, weil so auch indirekt die Rolle anerkannt wird, die sie für eine positive Entwicklung bei ihrem Kind eingenommen haben – eine wichtige Voraussetzung für eine gute Arbeitsbeziehung (Gottlieb 2012).

Wenn Eltern kompromisslos auf ihrem eigenen Narrativ beharren, ist angemessener Respekt erforderlich. Dies spornt den betreffenden Elternteil manchmal dazu an, weitere problemreiche Narrative zu produzieren, d. h. lang und umständlich darüber zu berichten, was geschehen ist, oder Erklärungen zu geben, die gut eingeübt klingen und mit hoher Wahrscheinlichkeit schon vorher in Gesprächen mit anderen Fachleuten vorgetragen wurden. Durch Innehalten und Wiederholen dessen, was der Elternteil gesagt hat, kann der Kliniker aufmerksam bleiben und verhindern, dass er schlicht abschaltet. Ein abgedroschenes Narrativ zu unterbrechen, indem man es verlangsamt und Fragen stellt, darunter auch Fragen danach, wie andere Menschen das Geschehen wohl gesehen haben könnten, bringt effektiv unterschiedliche Perspektiven ins Spiel. Es kommt häufig vor, dass der Kliniker am Ende des ersten Treffens vom Narrativ eines Elternteils (fast) überzeugt ist und aufgrund dessen kurzfristig ein ungünstiges Bild vom anderen (abwesenden) Elternteil entwickelt. Dieser Eindruck verliert aber meist schnell an Bedeutung, wenn er sich anschließend das Narrativ des anderen Elternteils anhört. Während des ersten Treffens mit jedem Elternteil einzeln richtet der Kliniker sein Augenmerk darauf, wie viel des jeweiligen Narrativs sich tatsächlich auf das Kind und seine missliche Lage bezieht – und wie sehr der Elternteil mit seinen eigenen Problemen und persönlichen Leiden und mit den Beschuldigungen gegen den Expartner und der Kritik an ihm beschäftigt ist.

4.2 Die Eltern der Eltern – gelernte oder nicht gelernte »Lektionen«?

Die Untersuchung dessen, wie beide Eltern selbst von ihren Eltern behandelt wurden und wie sich dies auf ihre Fähigkeit, den eigenen

Kindern gegenüber elterliche Aufgaben zu erfüllen, auswirkt, kann, falls Zeit dafür bleibt, im Laufe des ersten Treffens erfolgen. Sie kann auch zu Beginn des zweiten Treffens stattfinden, zunächst durch Stellen offener Fragen über die Kindheit der Eltern selbst und ein wenig später durch spezifischere Fragen wie: »Können Sie ein wenig beschreiben, was für eine Art von Mutter Ihre eigene Mutter war – und was für eine Art von Vater Ihr Vater? Was hat Ihre Mutter sehr gut gemacht? Und was nicht so gut? Was haben Sie selbst zu tun beschlossen, als Sie Mutter wurden? Was wollten Sie anders machen als Ihre Mutter?«

Die Kindheitserlebnisse und Bindungserfahrungen von Eltern können ihre Interaktionen mit ihren Partnern und Kindern stark beeinflussen. In vielen Familien wiederholen sich Kommunikations- und Interaktionsmuster so regelmäßig und vorhersehbar, dass sie wie »eingeübt« wirken. Eingebettete Familiengeschicht(ch)en oder Familienskripte (Byng-Hall 1986) werden von einer Generation an die nächste weitergegeben und können deren Überzeugungen und Handlungen beeinflussen. Aber Familienskripte sind nicht in Stein gemeißelt: Sie können kopiert, korrigiert oder völlig aufgegeben werden (Byng-Hall 1995). Welche dieser Optionen Familien und ihre einzelnen Mitglieder bevorzugen, hängt von vielen Faktoren ab, darunter auch von Bindungsbeziehungen in der Ursprungsfamilie und von Beziehungen, die ein Elternteil als Erwachsener aufgebaut hat. Beispielsweise können Gewalterlebnisse in der Familie bestimmte Sensibilitäten hervorrufen, und Eltern, die in ihrer Kindheit mit Feindseligkeit und Verbitterung zwischen den eigenen Eltern konfrontiert wurden, können aufgrund dessen, wenn sie selbst erwachsen geworden sind, bewusst vermeiden, sich auf Beziehungen einzulassen, die sie an diejenige ihrer eigenen Eltern erinnern – was als Versuch zu verstehen ist, ein allzu vertrautes Familienskript zu korrigieren (Asen u. Fonagy 2017a). Das Vertraute kann aber auch verführerisch wirken und einen Elternteil dazu bringen, sich selbst und die eigenen Kinder Szenarien auszusetzen, die stark denjenigen ähneln, denen sie selbst und *ihre* Eltern unterlagen, in der Hoffnung, sie zu meistern, indem sie ein »besseres« Resultat erreichen. Andere Menschen spüren, möglicherweise ohne sich darüber im Klaren zu sein, dass sie sich nicht illoyal zeigen sollten, indem sie zeigen, dass sie augenscheinlich »besser« mit Problemen umgehen können als ihre eigenen Eltern.

4.3 Das elterliche Vermögen, die eigenen Kinder zu mentalisieren

Wenn Kliniker von einem Elternteil eine Beschreibung seines Kindes erhalten, ermöglicht das, sich ein Bild von dem Kind zu machen – oder sich zumindest vorzustellen, welchen Eindruck der betreffende Elternteil von seinem Kind zu erwecken versucht. Die Formulierung »Erzählen Sie mir von Ihrem Kind, von seinen Stärken … und auch von seinen Schwächen, falls es welche hat« ist eine Einladung, ebendies zu tun. Ist ein Elternteil seit längerer Zeit von einem Kind distanziert, sind die Beschreibungen häufig völlig unterschiedlich zu denen des näheren Elternteils. Signifikante Differenzen zwischen diesen Darstellungen können dann weiter eruiert werden, und es ist ein wichtiger Bestandteil der gutachterlichen Arbeit, die Eltern zu bitten, eine bestimmte Episode oder eine Situation detailliert zu rekonstruieren, in der ihr Kind in aller Wahrscheinlichkeit von einem elterlichen Konflikt betroffen war. Ob die Eltern die Gefühlszustände und Intentionen aller an der Situation Beteiligten zu entwirren und zu klären vermögen, in welcher Verbindung diese mentalen Zustände zueinanderstanden, einschließlich der möglichen Wirkung auf das gemeinsame Kind, liefert nützliche Informationen über ihre Fähigkeit, ihr Kind zu mentalisieren. Eine weitere wertvolle Informationsquelle ist die Untersuchung der Mentalisierungsfähigkeit der Eltern während »Live«-Interaktionen mit ihrem Kind (siehe hierzu Kap. 6).

Die Mentalisierungsfähigkeit kann mithilfe des *Parent Development Interview* (PDI: Slade et al. 2003; Slade 2005) untersucht werden. Dabei handelt es sich um ein 45 Items umfassendes halb strukturiertes klinisches Interview, das dazu dient, die aktuellen Repräsentationen zu untersuchen, die bei Eltern bezüglich ihrer Kinder, ihrer selbst als Eltern und ihrer Beziehungen zu ihren Kindern bestehen. Einige Fragen dieses Interviews können auf die Arbeit mit dem einzelnen Elternteil abgestimmt und in diesem Rahmen benutzt werden, wobei folgende Aspekte einbezogen werden können: die Beschreibung dessen, was die Eltern an ihrem Kind mögen und nicht mögen; die Beschreibung ihrer Beziehung zum Kind und einer Situation, in der sie und ihr Kind sich besonders gut verstanden haben; die Beschreibung dessen, was ihnen als Eltern die meiste Freude und den stärksten Schmerz bereitet; die Beschreibung der Erinnerung an eine Situation aus letzter Zeit, in der sie als Eltern wütend waren; eine Erklärung dessen, wie ihre Elternrolle sie verändert hat und inwiefern sie als Eltern wie ihre eigenen Eltern sein oder nicht sein möchten. Diese und andere Fragen helfen zu verstehen, wie Eltern ihr eigenes inneres Erleben und das innere Erleben ihrer Kinder in von stärkeren Affekten geprägten Situationen sehen – wobei zu bedenken ist, dass eine formell korrekte Anwendung und Kodierung des PDI entsprechendes Training voraussetzt.

4.4 Die Fähigkeit zur Selbstreflexion

Die Fähigkeit, sich selbst von außen zu sehen und sich mit den eigenen mentalen Zuständen zu beschäftigen, ist ein sehr wichtiger Aspekt effektiven Mentalisierens. Es handelt sich dabei um eine Form von Selbstgewahrsein – um ein Gewahrsein der eigenen inneren Empfindungen, etwa von Schmerz und Wut, von inneren Konflikten, Widersprüchlichkeiten und Zweifeln, die wir mit uns herumtragen, sowie um ein Gewahrsein der eigenen Grenzen und Schwächen. Manchmal ist es schwierig, sich diese inneren mentalen Zustände zu vergegenwärtigen, und einigen Menschen fällt es leichter, sich sozusagen durch die Augen anderer zu betrachten. Schließlich basiert unser Selbstempfinden zumindest teilweise darauf, wie wir glauben, dass andere uns sehen. Die Fähigkeit zur Selbstreflexion kann man bewerten, indem man Eltern dazu bringt, sich vorzustellen, wie andere Menschen sie sehen, beispielsweise indem sie sich durch die Augen ihres besten Freundes, des anderen Elternteils oder eines Großelternteils, des zuständigen Sozialarbeiters oder Verfahrensbeistands ihres Kindes, eines Richters, Psychiaters usw. sehen. Sich durch die Augen ihrer eigenen Kinder zu betrachten und sich zu verschiedenen Zeitpunkten im Laufe ihres Lebens zu sehen – rückblickend (z. B. in der frühen Kindheit), jetzt und vorausschauend (z. B. in zehn Jahren) – kann Eltern ebenfalls helfen, sich in einen Zustand der Selbstreflexion zu versetzen.

Die Fähigkeit zur Selbstreflexion ist wichtig, weil sie es Eltern ermöglicht, ihre eigenen inneren Zustände von denjenigen ihrer Kinder zu unterscheiden. Novick und Novick (2005) beschreiben Eltern, die den Bedürfnissen und Erlebnissen ihrer Kinder gegenüber blind scheinen und die zu ihnen in Beziehung treten, als seien sie ein externalisierter Teil ihrer selbst. Dies kann dazu führen, dass sich ein Kind nicht als von den Eltern oder einem Elternteil getrennt zu sehen vermag: Es sieht die Reflexion eines vermeintlichen »Selbst«, das in Wahrheit den Eltern oder einem Elternteil zuzurechnen ist, also nicht ihm selbst – es ist sozusagen »ein fremdes Selbst« (Fonagy et al. 2015a). Diese Eltern-Kind-Dynamik wird besonders problematisch, wenn dem Kind auch später nicht erlaubt wird, eigene Ansichten oder Meinungen zu entwickeln, beispielsweise wenn es den distanzierteren Elternteil schätzt und seinen Wunsch nach einer Beziehung zu ihm zum Ausdruck bringt.

4.4.1 Beurteilung der Kompetenz bei der Erfüllung elterlicher Aufgaben

Eine umfassende Beurteilung der elterlichen Fähigkeiten ist eine komplexe Aufgabe, deren detaillierte Beschreibung im Rahmen des vorliegenden Buches nicht möglich ist. Eltern müssen viele Aufgaben erfüllen. Unter anderem müssen sie ihre Kinder disziplinieren, sich in sie einstimmen und ihnen gegenüber Empathie entwickeln, emotional für sie offen sein, ihre Neugier fördern, ihren Drang zur Erforschung der äußeren Welt in einer Atmosphäre der Sicherheit unterstützen und ihnen helfen, ihre Interessen und ihre Individualität zu entfalten. Die Aufgaben von Eltern variieren, verändern sich und sind von den spezifischen Bedürfnissen der Kinder abhängig, wobei Alter und Entwicklungsstadium sowie besondere Charakteristika ebenso eine Rolle spielen wie kulturelle Normen und, im Zusammenhang damit, an die Eltern gerichtete Erwartungen.

Wenn Fälle vor Gericht verhandelt werden, sind gewöhnlich schon bestimmte konkrete Aspekte der elterlichen Fähigkeiten in Zweifel gezogen worden, und es liegen Beurteilungen oder Untersuchungen vor, die dem Kliniker als Bestandteile der Gerichtsakte zur Verfügung stehen (Asen 2000). Aber auch wenn noch kein Gericht involviert ist, beschäftigen sich die Eltern oft schon stark mit den vermeintlichen Unzulänglichkeiten ihres Expartners. Tatsächlich kommen unzureichende oder unzulängliche elterliche Fähigkeiten – nicht gemeint sind hier Misshandlung, Missbrauch und Vernachlässigung – auf der Seite des distanzierteren Elternteils als Gründe dafür in Betracht, dass das Kind den Kontakt zu diesem Elternteil ablehnt oder dass es für negative Beeinflussung durch den ihm näheren Elternteil anfälliger ist. Natürlich ist es wichtig, Bereiche zu untersuchen, in denen berechtigter Anlass zur Sorge besteht, aber ebenso wichtig ist es, sich nicht ausschließlich mit diesen Aspekten zu beschäftigen und darüber andere Aspekte elterlicher Fürsorge aus dem Blick zu verlieren. Ein umfassender Überblick über die Stärken und Schwächen beider

Eltern kann sowohl zur Grundlage für Empfehlungen werden, die Kontakt- und Wohnsitzfragen betreffen, als auch für therapeutische Interventionen, sofern sie angezeigt sind. Wenn Eltern sich in einem schwerwiegenden offenen Konflikt befinden, sind sie oft stark auf die vermeintlichen oder auch realen Mängel ihres Expartners fixiert. Dafür zu sorgen, dass sie in der Lage sind, über ihre *eigenen* Defizite bei der Erfüllung elterlicher Aufgaben zu reflektieren, ist ein weiterer wichtiger Aspekt des Treffens und kann mithilfe von Fragen wie den folgenden erreicht werden: »Gibt es etwas, wovon Sie als Vater/Mutter das Gefühl haben, dass Sie es besser machen könnten – und, wenn ja, können Sie das erklären?« Solche Fragen ermutigen zur Selbstreflexion. Manchmal ist es auch nützlich, Eltern vorzuschlagen, sich vorzustellen, wie ihr bester Freund, ihre eigene Mutter oder ihr Vater, ein Sozialarbeiter oder ein Familienrichter ihre elterlichen Fähigkeiten und ihre eventuellen diesbezüglichen Defizite einschätzen könnte. Ein weiterer Schritt kann darin bestehen, einen Elternteil zu bitten: »Stellen Sie sich einmal vor, Sie wären Ihre dreijährige Tochter, die Sie anschaut. Was könnte ihr an ihrer Beziehung zu Ihnen die größten Sorgen machen?« Oder: »Versetzen Sie sich einmal in den Kopf Ihres Sohnes ... Tun Sie so, als wären Sie er ... Und stellen Sie sich vor, wie es sich anfühlt, wenn er sieht, dass Sie sich Sorgen darüber machen, dass er seinen Vater trifft. Was meinen Sie, was in seinem Kopf vor sich geht? Und könnte es etwas geben, das er Ihnen nicht erzählen würde, was seine Gefühle seinem Vater gegenüber betrifft, weil es ihm zu peinlich wäre?« Ganz gleich, ob Eltern sich mit den Augen ihres Kindes sehen können oder nicht, dieses Vorgehen liefert in jedem Fall nützliche Informationen nicht nur über ihre elterlichen Fähigkeiten, sondern auch über ihre Flexibilität und darüber, ob sie in der Lage sind, sich in verschiedene Perspektiven zu versetzen.

4.5 Emotionale und behaviorale Selbstregulation

Ein wichtiger Untersuchungsbereich ist die emotionale Kompetenz der Eltern. Das Spektrum elterlicher Emotionen und die Fähigkeit, damit insbesondere unter Stress umzugehen, das Vorhandensein oder Fehlen elterlicher Wärme und Zuneigung sowie kontextgebundene Affektschwankungen – all das muss untersucht werden. Dies kann geschehen, indem man die Eltern um detaillierte Beschreibungen von Situationen oder Vorfällen bittet, in denen ihre Zuneigung fehlte oder in denen Wut und Frustration vorherrschten und sie zeitweilig die Beherrschung verloren. Da die Berichte von Eltern bestimmte Vorfälle oft nicht erwähnen oder herunterspielen, muss sich der Kliniker die Gerichtsakte anschauen, um sich zu vergewissern, ob darin gegenteilige Informationen enthalten sind, und anschließend kann er mit dem befragten Elternteil über eventuelle Differenzen sprechen.

Der Verlust der Fähigkeit, mit eigenen Gefühlen fertigzuwerden, ist mit der Mentalisierungsfähigkeit verbunden, und Schwierigkeiten hinsichtlich des Mentalisierens deuten in den meisten Fällen auf irgendeine Form von Stress hin. Was immer den Druck auf einen Menschen im konkreten Fall verursachen mag, so gilt doch grundsätzlich, dass die meisten Menschen ihre Fähigkeit, sich in die Gedanken und Gefühle anderer – ob der eigenen Kinder oder des Expartners – hineinzuversetzen, gelegentlich verlieren, wenn sie sich im Kampf- oder Fluchtmodus befinden (Luyten et al. 2009). Die Probleme eines Elternteils oder Kindes mit dem Mentalisieren können konkret mit dem aktuellen Beziehungskontext zu tun haben, mit einer Erinnerung an ein Trauma, wenn sie getriggert wird, mit allgemeinem Stress und mit Erschöpfung oder mit einem frühen Erlebnis unsicherer Gebundenheit und einer entwicklungsbezogenen Traumafolgestörung. Beispielsweise können sich ziemlich dramatische zeitweilige Defizite hinsichtlich des Mentalisierens während eines intensiven emotionalen Austauschs herausbilden, der starke Erregungszustände hervorruft, welche den Präfrontalkortex, der diese spezifische psychische Fähigkeit normalerweise vermittelt, buchstäblich »ausschalten«: Dadurch wird die Fähigkeit, den eigenen mentalen Zustand zu überprüfen und zu beurteilen, drastisch eingeschränkt, mit der Folge, dass man anderen stark verfälschte oder sogar bösartige Gefühle und Intentionen zuschreibt. Dann können im Kontext der Beziehung Gefühle des Grolls und Misstrauens entstehen, und dies wiederum verstärkt das Arousal (»die Erregung«) und initiiert einen Teufelskreis des Mentalisierungsversagens (Asen u. Fonagy 2015). Entwickelt beispielsweise ein Vater während eines heftigen Streits mit der Mutter die Überzeugung, die Tochter ergreife auf unfaire Weise Partei für die Mutter, erlebt er sein Kind eventuell zeitweilig als »provokant« und »unfair« und vermag es nicht in einem anderen Licht zu sehen, und seine Anschuldigungen können seine Tochter sogar dazu bringen, sich tatsächlich seiner Beschreibung gemäß zu verhalten. Es empfiehlt sich daher, in jedem Fall ein »Mentalisierungsprofil« der Eltern zu entwickeln und sich um ein Verständnis des Ausmaßes ihrer Mentalisierungsfähigkeit sowie dessen bemühen, was diese Fähigkeit beeinträchtigen könnte.

4.5.1 Die Beurteilung der Existenz von Triangulierungsprozessen

Sowohl beim dem Kind näheren als auch beim distanzierteren Elternteil lassen sich bestimmte Zeichen beobachten, die in Kasten 4.1 (adaptiert nach Kelly a. Johnston 2001; Gorell Barnes 2017; Chimera 2018) zusammengefasst sind und die das Vorliegen von Triangulierungsprozessen nahelegen.

Der näherstehende Elternteil:

- glaubt, dass das Kind den anderen Elternteil in seinem Leben nicht braucht
- glaubt, dass der distanziertere Elternteil für das Kind eine Gefahr darstellt
- behauptet, der distanziertere Elternteil habe das Kind nie geliebt und sich nie um es gekümmert
- schränkt die Zeit, die das Kind mit dem distanzierteren Elternteil verbringt, ein oder boykottiert solche Treffen (beispielsweise durch das Organisieren anderer Aktivitäten für das Kind in den vereinbarten Kontaktzeiten oder indem er das Kind – manchmal mit subtil angedrohten Konsequenzen – vor die »Wahl« stellt, Kontakt zum distanzierteren Elternteil zu haben oder nicht)
- schränkt symbolischen Kontakt ein oder hintertreibt ihn (durch Nichterwähnen des distanzierteren Elternteils oder durch Vorenthalten entsprechender Fotos, durch Änderung des Nachnamens des Kindes ohne einvernehmliche Absprache und durch abfällige Bezeichnungen für den distanzierteren Elternteil)
- schränkt die Versorgung mit Informationen über das Kind ein oder hintertreibt sie (z. B. durch Verheimlichung medizinischer/schulischer Informationen; durch Einsatz des Kindes als Boten; durch Unterbindung jeder Kommunikation zwischen dem Kind und dem anderen Elternteil)
- dämonisiert den anderen Elternteil gegenüber dem Kind sowie dessen Freunden und den Mitgliedern der erweiterten Familie systematisch

- droht direkt oder indirekt den Entzug von Liebe/Privilegien an, falls das Kind den Kontakt zum anderen Elternteil genießt oder falls es sich positiv über den anderen Elternteil äußert
- macht das Kind zu seiner Vertrauensperson oder zum Hüter von Geheimnissen.

Der distanziertere Elternteil:

- zieht sich angesichts von Konflikten zurück und macht sich eine passive Haltung zu eigen
- fühlt sich aufgrund von Mangel an Respekt und Undankbarkeit vonseiten des Kindes angegriffen
- hat einen rigiden und strengen Erziehungsstil
- kann egozentrisch sein
- empfindet es als schwierig, zwischen dem ablehnenden Verhalten des Kindes und den Motivationen und Handlungen des dem Kind näheren Elternteils zu unterscheiden
- spielt jede eigene Beteiligung an den Vorgängen, die das Kind zu einer ablehnenden Haltung dem distanzierteren Elternteil gegenüber veranlasst haben, herunter oder leugnet sie sogar rundheraus
- setzt das Kind den eigenen Gefühlen der Wut oder Feindseligkeit dem anderen Elternteil gegenüber aus
- fordert das Kind explizit auf, »mit dem Lügen aufzuhören«, und diskreditiert den anderen Elternteil.

Kasten 4.1: Häufige Anzeichen und Dynamiken, die auf Triangulierungsprozesse hinweisen können

4.6 Die Darstellung des anderen Elternteils

Wie beide Eltern die positiven Eigenschaften und Stärken ihres Expartners *in seiner Elternrolle* beschreiben, kann wichtige Informationen über ihre Fähigkeit liefern, den Kindern gegenüber ein positives Bild des distanzierteren Elternteils zu fördern. Eltern, die in einen langwierigen Rechtsstreit verwickelt sind, fällt es wesentlich schwerer, etwas anderes (Positiveres) über ihren Expartner zu äußern, als unablässig über dessen reale oder angebliche Mängel zu sprechen, wobei die Vorwürfe oft nichts mit den elterlichen Aufgaben zu tun haben, sondern sich auf die Rolle als Expartner beziehen. Fragt man bei dem Elternteil, der dem Kind nähersteht, weiter nach, behauptet er gewöhnlich, er sage »nie etwas Schlechtes« über den abgelehnten Elternteil. Auf die Frage, ob das Kind über seine negative Sicht informiert ist, lautet die Antwort häufig: »Nein … wir reden doch nie über ihn/sie.« Daraufhin kann der Kliniker den betreffenden Elternteil fragen, was das Kind nach seiner Meinung angesichts der Tatsache empfindet, dass über den distanzierteren Elternteil nie gesprochen wird oder dass nie von seinen positiven Eigenschaften die Rede ist. Anschließend kann man den dem Kind näheren Elternteil bitten, zum nächsten Treffen eine mindestens fünf Punkte umfassende Liste mitzubringen, die sich auf die positiven Eigenschaften des Expartners in seiner Elternrolle bezieht.

Manchmal wird dem distanzierteren Elternteil auch Drogen- oder Alkoholkonsum vorgeworfen und als Argument für die Verweigerung des Kontakts zum Kind genutzt. Entsprechende Vorwürfe können auf Fakten beruhen oder ohne jede Grundlage in böser Absicht erhoben werden – und Kliniker und andere Helfer müssen sich mit ihnen beschäftigen und sie entweder erhärten oder widerlegen. Grundsätzlich wird angenommen, dass Substanzmissbrauch – wobei es sich um den regelmäßigen Konsum illegaler Drogen oder von Alkohol handeln mag – zum Verlust der Fähigkeit zu adäquater elterlicher Betreuung von Kindern führt. Substanzmissbrauch kann erbitterte Interaktionen heraufbeschwören und massive Vorfälle von häuslicher Gewalt und wiederholten Verlust der Selbstkontrolle nach sich ziehen. Außerdem kann er die Fähigkeit von Eltern, auf die Bedürfnisse ihrer Kinder einzugehen, deutlich beeinträchtigen oder inkonsistentes Verhalten hervorrufen, solange sich ein Elternteil unter Alkohol- oder Drogeneinfluss befindet. Konsumiert der dem Kind nähere Elternteil Drogen, besteht die Gefahr, dass sich das von ihm abhängigen Kind eine quasielterliche Rolle zu eigen macht, indem es sich wie ein Betreuer seiner eigenen Eltern verhält. Chronizität und Häufigkeit des Substanzmissbrauchs müssen eingeschätzt werden, obwohl es in der Praxis oft nicht leicht ist, Eltern zu wahrheitsgemäßen Aussagen über das tatsächliche Ausmaß ihres Drogenkonsums zu bringen. Durch regelmäßige Haaranalysen und Blutproben kann die Behauptung von Eltern, dass sie »clean« sind, überprüft werden, entweder auf freiwilliger Basis oder manchmal auch auf richterliche Anweisung oder Beschluss.

4.7 Beurteilung der psychischen Gesundheit der Eltern

Im Laufe erbitterter Auseinandersetzungen zwischen Eltern kommt es immer wieder vor, dass ein Elternteil behauptet, der andere sei »verrückt« – entweder weil er dies wirklich glaubt oder um dem anderen die Fähigkeit, elterliche Aufgaben zu erfüllen, abzusprechen. Das führt dazu, dass ein Elternteil oder auch beide ihre Behauptungen zu beweisen versuchen, indem sie ausführliche psychologische oder psychiatrische Gutachten beantragen. Die Begriffe »verrückt« und »geisteskrank« werden oft ziemlich unbedacht verwendet, und sie sind nicht unbedingt als ernst zu nehmende Hinweise darauf anzusehen, dass eine so bezeichnete Person tatsächlich unter irgendeiner Form von Geisteskrankheit oder psychischer Störung leidet oder dass eine solche, falls vorhanden, die Fähigkeit der Betroffenen, elterliche Aufgaben zu erfüllen, beeinträchtigt. Viele Kinder wachsen bei einem Elternteil auf, der irgendwann eine Zeit lang unter einem psychischen Problem leidet. In Großbritannien sind 68 % der Frauen und 57 % der Männer mit einer diagnostizierten psychischen Krankheit Eltern, und viele Kinder leben bei einem Elternteil, der unter längerfristigen psychischen Problemen leidet, darunter Alkohol- und Drogenprobleme sowie Persönlichkeitsstörungen (Royal College of Psychiatrists 2016). Solche Eltern sind nicht grundsätzlich als primäre Bezugspersonen ihrer Kinder ungeeignet, denn eine Diagnose als solche deutet nicht zwangsläufig auf eine Verringerung der Fähigkeit, elterliche Aufgaben zu erfüllen, hin. Viele Eltern mit einer eindeutigen psychiatrischen Diagnose erfüllen ihre Aufgaben als Eltern ausgezeichnet, und bei vielen Eltern, welche die Kriterien für eine psychiatrische Diagnose eindeutig *nicht* erfüllen, muss die Fähigkeit, elterliche Aufgaben zu erfüllen, als unzulänglich bezeichnet werden. Die Fachliteratur erweckt jedoch leider den Eindruck, dass zwischen psychischen Erkrankungen von Eltern und negativen Auswirkungen auf ihre Kinder ein *zwingender Zusammenhang* besteht (Rutter a. Quinton 1984; Cassell a. Coleman 1995; Falkov 1998; Cleaver et al. 1999; Duncan a. Reder 2000; Goepfert et al. 2004; Smith 2004). Während Eltern mit einer psychiatrischen Diagnose nicht zwangsläufig Schwierigkeiten mit der Erfüllung ihrer elterlichen Aufgaben haben, stellt die entsprechende Erkrankung dennoch einen Risikofaktor dar. Deshalb ist es eine wichtige Aufgabe von Klinikern, die psychische Gesundheit von Eltern zu untersuchen und festzustellen, ob eine eventuelle psychische Störung sich negativ auf die Erfüllung ihrer elterlichen Aufgaben auswirkt.

4.8 Persönlichkeitsstörungen und spezifische Persönlichkeitsmerkmale

Ein erfahrener Psychiater oder Psychologe diagnostiziert nur dann eine Persönlichkeitsstörung, wenn bestimmte Kriterien erfüllt sind. Beispielsweise müssen Beeinträchtigungen der Impulskontrolle und ein unstabiles Selbstbild dokumentiert sein sowie eine Unfähigkeit, enge und feste Beziehungen zu knüpfen. Sie müssen im Zeitkontinuum und in unterschiedlichen Situationen relativ konsistent auftreten. Weiterhin muss ein überdauerndes Muster von innerem Erleben und Verhalten präsent sein, das merklich von den Erwartungen der soziokulturellen Umgebung abweicht. Zu den Bereichen, in denen die allgemeine Funktionsfähigkeit beeinträchtigt sein kann, zählen die Kognition, der Affekt, die Impulskontrolle und die Fähigkeit zu zwischenmenschlichen Beziehungen. Die am häufigsten vermuteten oder tatsächlich festgestellten Persönlichkeitsstörungen sind die narzisstische Persönlichkeitsstörung, die Borderline-Persönlichkeitsstörung und die antisoziale Persönlichkeitsstörung.

Manche Eltern haben ein Profil von Persönlichkeitsmerkmalen, das zwar nicht die Schwelle zu einer entsprechenden Diagnose überschreitet, ihre interpersonale Funktionsfähigkeit in bestimmten Situationen aber trotzdem erheblich negativ beeinflusst. Beispielsweise kann ein Elternteil in der Lage sein, im Beruf seine Aufgaben zu erfüllen, er kann einen neuen Partner gefunden und mit ihm sogar erneut Kinder bekommen haben, denen es gut geht, und doch kann der Betreffende sich sehr problematisch verhalten, wenn er mit seinem Expartner oder seinen Kindern aus dieser Beziehung konfrontiert wird. Bei einigen Menschen sind bestimmte Persönlichkeitszüge, obwohl sie sich manchmal deutlich bemerkbar machen, *kein* Ausweis von Unflexibilität. Beispielsweise können sich solche Eltern großspurig über ihre Erfolge äußern, aber andererseits eine ziemlich ausgewogene Sicht ihrer Stärken und Schwächen erkennen lassen. Sie mögen zuweilen einen Mangel an Empathie zeigen, vor allem bezogen auf den anderen Elternteil, sind aber andererseits sehr wohl in der Lage, gegenüber ihrem neuen Partner und ihren Kindern – und deren problematischen Situationen – Empathie zu entwickeln. Andere Eltern erwecken zeitweise den Eindruck einer Anspruchshaltung und offenbaren einen Mangel an Sensibilität den Bedürfnissen und Wünschen anderer gegenüber, ohne dass es sich dabei um ein allgegenwärtiges Muster zu handeln braucht. Vielleicht vergessen sie manchmal nur, wie verletzend ihre Bemerkungen auf andere wirken müssen, und sie lassen in anderen Situationen eine gediegene Sensibilität erkennen und reflektieren später selbstkritisch ihr Verhalten. Und dann wiederum gibt es Eltern, die im Familienkontext häufig arrogant, verächtlich, herablassend oder bevormundend wirken, sich aber in anderen Situationen als bescheiden und schüchtern erweisen. Antisoziale Züge hingegen umfassen impulsive, unverantwortliche und oft sogar kriminelle Verhaltensweisen sowie die Neigung zu manipulativem, hinterlistigem und leichtsinnigem Verhalten.

Alle hier aufgelisteten Persönlichkeitscharakteristika können kontextspezifisch sein und sich weniger in den Beziehungen der Eltern zu ihren Kindern als in den Interaktionen mit dem anderen Elternteil oder mit professionellen Helfern zeigen. Persönlichkeitsmerkmale werden oft markanter, wenn die betroffene Person sich gestresst oder bekümmert fühlt. Dies gilt insbesondere für festgefahrene Auseinandersetzungen, die nicht nur die Eltern selbst, sondern auch andere involvierte Menschen buchstäblich »verrückt« machen können.

Die formelle Diagnose einer psychischen Krankheit oder Störung ist immer nur eine Kurzbeschreibung mit beschränkter Erklärungsmacht oder Relevanz. Das Augenmerk des Klinikers sollte grundsätzlich darauf gerichtet sein zu verstehen, wie sich bestimmte Persönlichkeitszüge, ganz gleich, ob es sich um ausgeprägte Eigenarten oder echte Störungen handelt, auf die Erfüllung der elterlichen Aufgaben oder das Wohl der Kinder negativ auswirken könnten. Dies beeinflusst die Empfehlung evidenzbasierter Behandlungsansätze und auch, ob es möglich ist, die psychische Gesundheit der Eltern innerhalb einer bestimmten Zeitspanne zu verbessern, die den Bedürfnissen der betroffenen Kinder Rechnung trägt (Asen a. Schuff 2003).

4.9 Narzisstische Persönlichkeitsstörung und narzisstische Persönlichkeitszüge

Die Diagnose einer Narzisstischen Persönlichkeitsstörung (NPS) setzt voraus, dass Probleme hinsichtlich des Selbstwertgefühls, der Fähigkeit zur Emotionsregulierung und der interpersonalen Kompetenz im Sinne der Fähigkeit zu Empathie und Nähe bestehen. Außerdem würde man in solchen Fällen erwarten, dass spezifische pathologische Persönlichkeitszüge vorliegen, etwa in Form eines starken Bedürfnisses nach Aufmerksamkeit und einer Neigung zur »Grandiosität«. Menschen mit einer narzisstischen Persönlichkeit nehmen oft auf ihre persönlichen Talente und Erfolge Bezug, übertreiben sie und fühlen sich bedeutender, als sie sind. Nur selten sind sie in der Lage, enge und intime Beziehungen länger aufrechtzuerhalten, und wenn sie sich kritisiert oder zurückgewiesen fühlen, neigen sie zu dramatischen Verhaltensweisen. Menschen mit narzisstischen Persönlichkeitszügen sind oft in übertriebenem Maße von ihrer eigenen Bedeutung überzeugt und verdecken damit ein eher schwaches Selbstwertgefühl. Sie neigen dazu, andere herabzuwürdigen und zu kritisieren – ein oft unbewusster Mechanismus, der sie selbst in ein günstigeres Licht stellen soll.

Eltern mit narzisstischen Tendenzen oder einer voll ausgebildeten NPS äußern manchmal Anschuldigungen und Vorwürfe gegenüber Menschen, von denen sie den Eindruck gewonnen haben, dass sie ihre Ansichten nicht bestätigen, und sie glauben fest an ihre eigene Überlegenheit. Diese Art von Grandiosität kann beispielsweise dazu führen, dass sie gerichtliche Verfügungen nicht umsetzen oder sich weigern, die Tatsachenfeststellungen eines Gerichts zu akzeptieren. Ein Elternteil mit narzisstischen Persönlichkeitszügen kann mit seiner Darstellung von Ereignissen sehr überzeugend wirken und dadurch professionelle Helfer dazu bringen, Partei für ihn zu ergreifen. Sind die narzisstischen Tendenzen eines Menschen tief reichend, ist der Preis für sein Selbstempfinden, würde er seine Haltung aufgeben, so hoch, dass er ungerührt an seinen Überzeugungen festhält und nicht in der Lage ist, sich irgendeiner Art von Realitätsprüfung zu unterziehen. Ein fragiles und sprödes Selbstempfinden bringt solche Menschen dazu, jede Hinterfragung der eigenen Ansichten oder Wahrnehmungen als Angriff aufzufassen, auf den sie mit Wutausbrüchen und Gegenanklagen reagieren, wobei sie ihre gut entwickelte Fähigkeit zu dramatisieren und zu übertreiben oft reichlich nutzen.

Eine der größten Schwierigkeiten von Eltern mit narzisstischen Persönlichkeitszügen oder einer ausgeprägten NPS ist ihr grundsätzlicher Widerstand dagegen, auch nur den Gedanken zuzulassen, mit ihnen könnte irgendetwas nicht in Ordnung sein, ist ihre Überzeugung, dass sie sich selbst und ihr Elternsein als völlig normal, wenn nicht sogar als »perfekt« erleben. Solche Eltern sind häufig emotional nicht in der Lage, sich in einen anderen Erwachsenen oder in ein Kind hineinzuversetzen und Empathie für diese Person zu entwickeln oder zu verstehen, wie jemand anders sie selbst erleben könnte. Außerdem erwarten sie, dass ihr Kind die Dinge genauso sieht wie sie und dass es die Notwendigkeit verspürt, das Selbstwertgefühl des Elternteils zu stärken, indem es ihm das Gefühl vermittelt, gebraucht zu werden und wichtig zu sein.

Erhebt ein Elternteil mit narzisstischen Zügen gegen den distanzierteren Elternteil fragwürdige Anschuldigungen wegen sexuellen Missbrauchs, macht sich Ersterer häufig nichts daraus, ein kleines Kind wiederholt körperlichen Untersuchungen auszusetzen – die manchmal schon einer körperlichen und emotionalen Misshandlung gleichkommen –, um herauszufinden, was nach Auffassung dieses Elternteils »wahr« ist. Zwar mögen solche Eltern erklären, ihnen gehe es in erster Linie um das Wohl des Kindes, doch tatsächlich besteht der Hauptzweck solcher Maßnahmen oft darin, den distanzierteren Elternteil in einem nachteiligen Licht erscheinen zu lassen. Häufig tragen eigene Missbrauchs- und Misshandlungserlebnisse solcher Eltern zu ihrer Tendenz bei, niemand anderem die verantwortungsbewusste Sorge für ihr Kind zuzutrauen und anzuvertrauen.

4.10 Borderline-Züge und die Borderline-Persönlichkeitsstörung

Der Vorwurf, dass ein Expartner unter einer Borderline-Persönlichkeitsstörung (BPS) leide oder »Borderline-Züge« habe, wird nicht selten geäußert, wenn Eltern nach »Munition« suchen, um aus langwierigen Gerichtsverfahren als Gewinner hervorzugehen. Der Begriff »Borderline« wird von ihnen oft freizügig und ungerechtfertigt verwendet, um den anderen Elternteil als »geisteskrank« hinzustellen und ihn so zu disqualifizieren. Typischerweise zielen solche Abstempelungen auf scheinbar impulsive Verhaltensweisen des Expartners, darunter auch, dass er »emotional« wird, wenn er eine andere Meinung vertritt als eine gerade geäußerte, oder dass er »brüllt«, wenn er sich nicht gehört fühlt. Dies kann dazu führen, dass ein Elternteil das Internet nach dem Stichwort »Borderline« durchsucht und sich in diesem Zusammenhang die Liste der Eigenschaften und üblichen Erscheinungsbilder dieser Störung anschaut (siehe hierzu Kasten 4.2). In Wahrheit ist das formal korrekte Erstellen einer BPS-Diagnose eine komplexe Angelegenheit, und es müssen bestimmte Kriterien dafür erfüllt sein (siehe hierzu beispielsweise das DSM-5 aus dem Jahre 2013). Aufgabe eines Klinikers ist es, aufzuzeigen, ob die entscheidenden Kriterien tatsächlich erfüllt sind, und, wenn ja, herauszufinden, ob und wie sich diese Kriterien nachteilig auf das Wohl des Kindes *in diesem Fall* auswirken könnten.

Borderline-Züge

- Instabilität interpersonaler Beziehungen, wobei das Alternieren zwischen den Extremen der Idealisierung und Entwertung charakteristisch ist
- anhaltende Identitätsstörung mit instabilem Selbstbild
- selbstschädigende Impulsivität (Sexsucht, Fressanfälle, Substanzmissbrauch)
- wiederholte Suizidgedanken, -drohungen und -versuche
- ausgeprägte Stimmungsumschwünge und häufige Wutanfälle
- chronische Gefühle der Leere und Dissoziation
- vorübergehende stressbedingte paranoide Gedanken

Häufige BPS-Merkmale

- Elternteil schreibt alle Schuld/Verantwortung für Schwierigkeiten äußeren Faktoren zu.
- Elternteil wirft dem Kind vor, es habe schwerwiegende körperliche Misshandlungen oder körperlichen Missbrauch »provoziert«.
- Elternteil verunglimpft das Kind häufig emotional.
- Elternteil benutzt das Kind als »Verbündeten« oder »ebenbürtigen« Partner, um eigene Bedürfnisse zu befriedigen.
- Elternteil hat in Gegenwart des Kindes unvorhersehbare plötzliche Ausbrüche negativer Emotionen, die sich auf das Kind beziehen.
- Elternteil wechselt schnell zwischen übermäßig verstrickten und distanzierenden Verhaltensweisen.
- Elternteil nimmt das Kind abwechselnd als »gut« oder »böse« wahr.

Kasten 4.2: Borderline-Züge und häufige BPS-Merkmale

4.11 Fingierte oder induzierte Krankheiten (Münchhausen-Stellvertreter-Syndrom)

Das absichtliche Hervorrufen körperlicher oder psychischer Symptome oder Krankheitsanzeichen bei einem Kind durch eine primäre Bezugsperson kann eine Begleiterscheinung verfahrener Auseinandersetzungen über Kontakt- und Wohnregelungen sein. Das Phänomen »Fingierte und induzierte Krankheiten« (FIK), früher Münchhausen-Stellvertreter-Syndrom genannt, bezeichnet ein Szenario, in dem eine primäre Bezugsperson bei einem Kind unnötige »heilungsfördernde« Maßnahmen einleitet, um durch Vorspiegelung einer falschen Krankheitsgeschichte oder durch Erfinden von Beweisen eine Krankheit zu simulieren. Dies kann in Auseinandersetzungen vor Gericht benutzt werden, wenn der dem Kind nähere Elternteil behauptet, das Kind sei zu krank, als dass der andere Elternteil es versorgen könne. In der Regel versucht der verursachende Elternteil, alle anderen Beteiligten davon zu überzeugen, dass es dem Kind körperlich nicht gut geht, obwohl dafür keinerlei Anhaltspunkte vorliegen, wobei er die Symptome des Kindes übertreibt oder diesbezüglich sogar lügt. Dadurch können das Alltagsleben des Kindes und seine Aktivitäten stark eingeschränkt werden, und der Kontakt zum distanzierteren Elternteil kann abbrechen. Erhebt Letzterer Einwände gegen eine medizinische Behandlung, tut der dem Kind nähere Elternteil sie als unberechtigt ab und sieht die Auffassung des distanzierteren Elternteils als Zeichen dafür, dass ihm schlicht gleichgültig ist, was mit dem Kind geschieht.

4.12 Angst, Depression und Reaktionen auf erlebte Traumata

Chronische Konflikte zwischen Eltern können die psychische Gesundheit eines Elternteils beeinträchtigen, am häufigsten in Form von Niedergeschlagenheit und Angstzuständen. Angst und Depression können den Konflikten von Eltern und ihrer Trennung jedoch auch vorausgehen. Solche Zustände werden oft als Vorwürfe für schlechte elterliche Betreuung genutzt.

Angst und Depression beeinträchtigen häufig die Fähigkeit von Eltern, für ihr Kind emotional erreichbar zu sein. In schwereren Fällen kann sich das sehr negativ auf das Verhalten im Alltag und das Vermögen zu »hinreichend guter« elterlicher Betreuung auswirken.

Die Kinder von Eltern mit starken Angst- oder Depressionsproblemen übernehmen ihren Eltern gegenüber manchmal Betreuungsaufgaben, die ihrem Alter nicht angemessen sind, insbesondere wenn die betreffende Familie außerdem sozial isoliert ist. Kinder machen sich solche Aufgaben in der Regel gerne zu eigen, weil sie dadurch ein Bindungsbedürfnis erfüllen: Das Übernehmen von Helferaufgaben ermöglicht es ihnen nämlich, ihrer primären Bezugsperson physisch und emotional nahe zu bleiben. Es ist wichtig, die Fähigkeit eines Elternteils einzuschätzen, sich der eigenen Stimmungsschwankungen bewusst zu werden sowie dessen, wie sie sich auf ihre eigenen Handlungen und ihre Kinder auswirken. Eltern, die ihre Kinder länger nicht gesehen haben und deren Kinder sich weigern, sie zu treffen, reagieren darauf manchmal mit Depression, Rückzug und Passivität, Scham, Schuldgefühlen, Selbstbeschuldigungen, Wut, Ungeduld und Fassungslosigkeit (Goldberg a. Goldberg 2013), was mögliche Kontakte mit ihren Kindern in der Zukunft weiter erschwert.

Fragebogen wie das *Beck Depression Inventory* (Beck et al. 1996) und das *Beck Anxiety Inventory* (Beck a. Steer 1988) sind zwar nicht grundsätzlich als Diagnosewerkzeuge gedacht, sie können aber nützliche Einblicke in die aktuellen Symptome liefern. Oft erklären Eltern beispielsweise, sie fühlten sich »hoffnungslos«, doch das bezieht sich nur auf langwierige Auseinandersetzungen. Einige Eltern sorgen sich jedoch – manchmal durchaus mit Recht –, wenn ihre Depressions- und Angstsymptome bekannt würden, könnte der andere Elternteil diese zu ihrem Nachteil nutzen. Deshalb äußern sie sich über ihre psychischen Symptome möglichst zurückhaltend.

Das Erleben eines Traumas kann starke Auswirkungen auf die psychische Gesundheit haben, die über die spezifischen Symptome der Posttraumatischen Belastungsstörung (PTBS) hinausgehen. Die in die kürzlich publizierte ICD-11 (2018) aufgenommene »Komplexe posttraumatische Belastungsstörung« (K-PTBS, siehe Brewin et al. 2017) beschreibt Störungen der Selbstorganisation, die durch mehrfache chronische oder wiederholte Traumata entstehen, wobei es schwierig oder unmöglich ist, ihnen zu entkommen. Beispiele hierfür sind Misshandlungen und Missbrauch im Kindesalter, häusliche Gewalt, Kriegsgefangenschaft und Folter. Deshalb muss unbedingt geklärt werden, ob es eine Traumavorgeschichte gibt, und gegebenenfalls muss überlegt werden, welche Wirkung dies auf die Funktionsfähigkeit der Eltern als Betreuer ihrer Kinder haben könnte. In erwiesenen

Fällen häuslicher Gewalt sollten Kliniker darauf achten, dass Traumasymptome nicht durch bestimmte Anforderungen an einen schwer betroffenen Elternteil aktiviert werden, z. B. wenn sie darauf bestehen, dass beide Eltern gleichzeitig beim nächsten Treffen im selben Beratungsraum anwesend sind.

Bei der Untersuchung der psychischen Gesundheit von Eltern ist es nützlich, als Ergänzung zum klinischen Interview und zu Beobachtungen und anderen von professionellen Helfern oder Familienmitgliedern stammenden Informationen validierte psychometrische Tests wie das *Millon Personality Inventory* (Millon a. Bloom 2008) zu benutzen. Dieses Messinstrument liefert nützliche Informationen über Persönlichkeitszüge, psychische Probleme, spezifische psychopathologische Phänomene sowie extreme Reaktionstendenzen. Psychometrische Tests können zusätzliche Informationen liefern, sollten aber als nur *eine* von einer Anzahl verschiedener Komponenten einer umfassenden Begutachtung und Untersuchung gelten.

5 Untersuchung und Beurteilung von Kindern

Sarah war 13 Jahre alt, als sie in die Klinik überwiesen wurde. Ihre Eltern hatten sich sieben Jahre zuvor im Streit getrennt und in den Jahren danach juristisch darüber gestritten, wo Sarah leben und wie viel Zeit sie bei jedem Elternteil verbringen sollte. Anfangs hatte sie bei ihrer Mutter gelebt, und zwischen Sarah und ihrem Vater war nie regelmäßiger Kontakt zustande gekommen. Nachdem die Mutter dem Vater körperliche Misshandlungen sowie emotionalen und sexuellen Missbrauch vorgeworfen hatte, war sein Kontakt zu Sarah völlig abgebrochen, und er hatte gegenüber der Mutter eine Reihe ähnlich schwerwiegender Beschuldigungen erhoben. Die Vorwürfe wurden von den zuständigen Sozialbehörden überprüft und konnten in beiden Fällen nicht erhärtet werden. Schließlich wurde Sarah von ihrer Mutter getrennt und während der Durchführung einer unabhängigen Begutachtung in einer Pflegeeinrichtung untergebracht. Zu Beginn dieser Begutachtung wirkte Sarah oberflächlich warmherzig, freundlich und gut gelaunt, und sie gab viel Persönliches über sich preis. Wurde sie jedoch gefordert, war sie sehr schnell wütend und versuchte, die Kontrolle zu behalten. Sie idealisierte ihre Beziehung zu ihrer Mutter sehr stark, wohingegen sie über ihren Vater und sein angeblich missbräuchliches Verhalten sehr anschaulich sprach, offenbar um die Sympathie des Klinikers hervorzurufen oder sogar seine Empörung zu wecken. Als ein eventuelles Treffen mit ihrem Vater zur Sprache gebracht wurde, fing Sarah an zu hyperventilieren; sie weinte und bat ihre Mutter, zu ihr in den Behandlungsraum zu kommen. Die Mutter kam und beklagte sich, ihre Tochter werde zu der Begutachtung »gezwungen«, und der ganze Vorgang sei für sie schädlich. Sarahs Verfassung wurde in Gegenwart ihrer Mutter noch schlechter und besserte sich rasch, nachdem die Mutter den Raum wieder verlassen hatte.

5.1 Aufbau einer Beziehung

Im Falle extensiver Rechtsstreitigkeiten sind die betroffenen Kinder zuvor oft schon von verschiedenen Fachleuten beurteilt worden, was verständlicherweise Widerstand dagegen wecken kann, dass sie nochmals mit jemandem sprechen und Fragen beantworten sollen, die ihnen schon mehrfach gestellt wurden, weil das bei ihnen das Gefühl »Niemand hört mir zu« erweckt. In solchen Fällen kann man ihre

Bereitschaft zur Mitarbeit stärken, indem man sich vergegenwärtigt, was etwa in einem solchen Kind vor sich gehen mag: Aufgrund von Loyalitätskonflikten kann es widerwillig und hin- und hergerissen sein; es kann sich davor fürchten, einen Schritt zu tun, der ihm später von einem Elternteil vorgeworfen wird; es kann wütend sein, weil es sich zu einer Stellungnahme zum Konflikt seiner Eltern gezwungen fühlt. Wenn es gelingt, diese wahrscheinlich auftauchenden Gedanken und Gefühle des Kindes anzuerkennen, fühlt es sich eher verstanden, z. B. wenn der Kliniker gleich anfangs sagt:

»Ich kann mir vorstellen, dass das alles für dich nicht leicht ist; wahrscheinlich hattest du keine besonders große Lust hierherzukommen, aber vielleicht sehe ich das ja auch falsch ... Manche Kinder, die hierherkommen mussten, um mit mir über ihre Familie zu sprechen, fühlten sich ängstlich, andere waren angewidert.«

Der Kliniker kann dann auch für eine kurze Zeit nichts sagen und sehen, ob sich das Kind vielleicht spontan äußert. Dann kann er fortfahren, den Kontext der beabsichtigten Arbeit zu erklären. Dazu zählt auch der Hinweis, dass die Kinder, wenn sie eine der gestellten Fragen nicht beantworten können oder wollen, wie in einer Quizshow sagen können: »Ich passe!« Eine Bemerkung dazu kann klarmachen, dass es sich nicht um eine Art Verhör handelt: »Ich möchte nicht, dass du das Gefühl hast, über Dinge reden zu müssen, wenn du es nicht willst ... Junge Menschen haben oft gute Gründe dafür, so etwas nicht zu wollen.«

Die Reaktionen eines Kindes auf die ersten Kontakte zu einem Kliniker können schnell Hinweise auf ihre Bindungsrepräsentationen und ihre Mentalisierungsfähigkeit liefern. Nützlich kann es auch sein zu beobachten, wie leicht Kinder sich von ihren Eltern im Wartezimmer trennen und wie sie sich verhalten, wenn sie mit den Eltern wieder zusammenkommen. Beispielsweise suchen einige Kinder bei ihren Eltern zuerst Bestätigung – oder eben auch nicht. Doch aus derartigen Beobachtungen kann ein Kliniker nur dann erste Schlüsse ziehen, wenn er sich darüber im Klaren ist, was angesichts des Entwicklungszustandes des Kindes sowie seines Alters und seiner Lebensumstände zu erwarten und angemessen ist.

In der nächsten Arbeitsphase geht es darum, das Kind kennenzulernen, und wie dies geschieht, hängt stark von seinem Alter ab. Kinder, die jünger als fünf oder sechs Jahre sind, kann der Kliniker auffordern, sich im Raum umzuschauen und sich etwas auszusuchen, womit sie spielen möchten. Das Kind sucht sich dann oft ein Spielzeug aus und beschäftigt sich damit, und der Kliniker beobachtet, wie es sich dabei verhält und ob es ihn in das Spiel einbezieht. Das Spiel von Kindern zu beobachten liefert nützliche Einblicke in ihr Leben, aber auch Informationen über ihre Fähigkeit, Narrative zu entwickeln – was ein Meilenstein bei der Entwicklung der Mentalisierungsfähigkeit ist. Deshalb sollte der Kliniker einige Zeit darauf verwenden, die Interessen und spontanen Beschäftigungen des Kindes zu beobachten. Sagt es beispielsweise: »Du bist der Räuber und ich der Polizist, und du darfst nicht weglaufen«, könnte der Kliniker sich dieser Anweisung gemäß verhalten und neugierig verfolgen, wohin das Kind das Spiel steuert. Manche Kinder spielen sehr zusammenhanglos, und wenn dies bei Kindern, die älter als vier Jahre sind, ständig der Fall ist, könnte das erste Hinweise geben auf Entwicklungsprobleme wie Aufmerksamkeitsstörung und Emotionsregulierung. Sobald sich das Kind gemeinsam mit dem Kliniker einer Aktivität widmet wird es möglich, Fragen im Zuge des gemeinsamen Spiels zu erforschen. Zum Beispiel lassen sich bestimmte traumatische Situationen, Hoffnungen und Sorgen mit Tierfiguren als Repräsentationen für verschiedene Familienmitglieder darstellen.

Bei Kindern, die älter als fünf oder sechs Jahre sind, kann der Kliniker mit der Arbeit beginnen, indem er erklärt: »Das ist jetzt unser erstes Zusammentreffen, und ich weiß sehr wenig über dich ... Etwa, wie alt du bist, welche Schule du besuchst, was du besonders gern tust, welche Spiele du magst, welche Musik du am liebsten hörst, welche Sendungen du dir im Fernsehen anschaust ... solche Sachen.« Zunächst werden also keine Fragen über die Familie, die Eltern oder Konflikte in der Familie gestellt. Wenn Kinder sofort über die akuten Probleme sprechen wollen, kann das auf eine entsprechende Vorbereitung oder sogar auf Einüben hindeuten, etwa wenn ein Junge im Alter von sechs Jahren sagt: »Ich bin hier, weil ich meinen Vater nie mehr treffen will. Er ist schrecklich und zu meiner Mami sehr böse gewesen. Er bringt uns alle ständig auf die Palme.« Auch in solch einem Fall folgt der Kliniker am besten der Vorgabe des Kindes und erforscht das, was es gesagt hat, denn sich vom Kind oder Jugendlichen und seinen Präferenzen leiten zu lassen ist ein Grundprinzip jeder Arbeit mit ihm, insbesondere bei der ersten Begegnung. Dies schafft Vertrauen, weil das Kind selbst bestimmen kann, was geschieht, statt den Vorstellungen und gezielten Fragen des Klinikers folgen zu müssen.

Bei der ersten Begegnung mit einem Kind sollte man auch herauszufinden versuchen, ob es weiß, warum es den Kliniker aufsuchen sollte. Eine Eröffnungsfrage könnte lauten: »Was haben deine Eltern dir darüber erzählt, warum du zu mir kommen solltest?« Dadurch wird die erste Begegnung von vornherein in einen adäquaten Kontext gestellt. Kleinere Kinder antworten nicht selten: »Ich weiß es nicht«, und der Kliniker kann dann weiterfragen, ob das Kind eine Ahnung hat, an was für einer Art von Ort es sich befindet: »Ist das eine Kirche? Ist es eine Schule? Ist es ein Krankenhaus? Ist es ein Gericht?« Nachdem Kinder einige Male die Schultern gezuckt haben, zögern sie oft bei der Erwähnung von Krankenhaus und antworten dann: »Vielleicht.« Der Kliniker kann fortfahren: »Ist jemand krank?«, woran sich ein Gespräch über Probleme in der Familie anschließen kann. Wenn Kinder immer wieder behaupten, sie wüssten nicht, warum sie hätten kommen sollen, kann der Kliniker den begleitenden Elternteil bitten, kurz hinzuzukommen und dem Kind zu erklären, worum es geht. Bei dieser Gelegenheit gewinnt der Kliniker einen ersten Eindruck vom Narrativ des Erwachsenen.

5.2 Erstgespräche und weitere Treffen

Werden Kliniker aufgefordert, die Situation von Familien zu beurteilen, um ein Gericht zu beraten und Empfehlungen bezüglich des Aufenthaltsort des Kindes, der Kontaktregelungen und der therapeutischen Arbeit auszusprechen, ist es sinnvoll, sich mit dem Kind zu drei getrennten Terminen in wöchentlichen oder vierzehntägigen Abständen zu treffen. Eventuell ist es auch ratsam, das Kind zu den ersten beiden Terminen jeweils von einem anderen Elternteil bringen zu lassen, denn so kann man sehen, ob es sich unterschiedlich verhält – denn es gibt Eltern, die ihr Kind auf dem Weg zum Termin zu beeinflussen versuchen. Wenn ein Kind keinen Kontakt zum distanzierteren Elternteil hat, sollte man erwägen, ob vielleicht eine »neutrale« Person es bringen kann, beispielsweise ein Sozialarbeiter, ein Verfahrensbeistand oder ein Freund oder Verwandter des distanzierteren Elternteils, dem es vertraut. Wenn Kinder von einem Elternteil gebracht werden, ist ihnen gewöhnlich klar, dass sich ihre Mutter oder ihr Vater im Wartebereich befindet, und obwohl sich die Eltern nicht im Behandlungsraum des Klinikers aufhalten, sind sie im Kopf des Kindes in der Regel präsent. Wenn anzunehmen ist, dass ein Kind von einem Elternteil instruiert oder vorbereitet worden ist, kann man solchen Befürchtungen und sogar Verdächtigungen begegnen, indem man das Kind vom anderen Elternteil zu einigen Treffen bringen lässt.

Bei dem zweiten Treffen kann der Kliniker Themen aufgreifen, die im vorherigen Treffen angesprochen wurden, um eine Kontinuität des Narrativs zu erreichen und das Vertrauen des Kindes weiter zu stärken. Abgesehen von Bemühungen, der Führung des Kindes und seinen Präferenzen zu folgen, können bei dem zweiten Treffen verstärkt direkte Fragen gestellt werden, die sich insbesondere auf die Wünsche und Gefühle des Kindes oder auf konkrete Anschuldigungen des Kindes dem distanzierteren Elternteil gegenüber beziehen sollten. Auch sein aktueller psychischer Zustand wird im Laufe dieses Treffens beobachtet und untersucht. Dies schließt das generelle Verhalten, Sprache und Sprechweise, die Stimmung, Gedankeninhalte und den allgemeinen kognitiven Status ein. Wie detailliert diese Begutachtung ausfällt, hängt von Präferenzen und Qualifikationen des Klinikers ab. Messinstrumente wie die *Revised Childhood Anxiety and Depression Scale* (RCADS, siehe Chorpita et al. 2000) und die *Beck Youth Inventories* (BYI, siehe Beck et al. 2001) können zusätzlich nützliche Informationen über den psychischen Zustand eines Kindes und sein Wohlbefinden liefern und weitere Gespräche nach sich ziehen, in denen der Kliniker intensiver nach als positiv empfundenen Aspekten forscht. Gibt ein Kind beispielsweise beim RCADS an, es mache sich die meiste Zeit über Sorgen, kann der Kliniker danach fragen, welche Art von Sorgen es besonders plagen. Die so zustande kommenden Fragenkataloge eignen sich am besten für Kinder, die sieben bis acht Jahre und älter sind.

Während der Einzeltreffen mit dem Kind – ganz gleich, ob in diesen Treffen hauptsächlich geredet oder gespielt wird –, achtet der Kliniker darauf, in welchem Maße das Kind in der Lage ist, seine Aufmerksamkeit zu lenken, Gefühle zu erkennen und zu benennen und die eigenen Emotionen zu regulieren, sowie darauf, ob es sich in verschiedene Perspektiven versetzen kann. Wenn der Verdacht besteht, dass das Kind unter einer (bisher nicht diagnostizierten) Entwicklungsstörung oder einer leichten oder auch schweren psychischen Störung leidet, sind eventuell detaillierte psychiatrische/psychologische Untersuchungen erforderlich. Nach Gedanken über Selbstverletzung zu fragen hilft dabei, eventuell bestehende Risiken richtig einzuschätzen. Nach dem zweiten Begutachtungstreffen sollte der Kliniker hinreichende Informationen über unterschiedliche Bereiche von Verhalten und Befindlichkeit des Kindes gesammelt haben (siehe Kasten 5.1).

- Erzählung/Darstellung problematischen Verhaltens
- exploratorische und problemlösende Verhaltensweisen
- Fähigkeit zu spielen und Erzählungen zu entwickeln
- Interaktionsfertigkeiten (Rapport, Hemmung)
- Bindungsrepräsentationen
- psychischer Zustand (Verhalten, Stimmung, Denken, Sprache, Kognition)
- Entwicklungszustand (Erreichen bestimmter Entwicklungsmeilensteine)
- Stärken und Resilienz
- Gefahr für sich selbst und andere

Kasten 5.1: Bereiche für die Untersuchung von Kindern/Jugendlichen

Bei dem dritten Treffen kann der Kliniker sich auf die Wünsche und Gefühle des Kindes konzentrieren (siehe weiter unten). Außerdem kann er dem Kind konkrete Aufgaben stellen, beispielsweise: »Zeichne bitte deine Familie«, »Forme aus Lehm eine Skulptur deiner Familie« oder »Stelle in diesem Puppenhaus eine Familie zusammen, und zeige mir, wie ihre Mitglieder zusammenleben«. Sinn und Zweck solcher Aufgaben ist es, die Familienrepräsentationen des Kindes zu untersuchen; anschließend kann man mit dem Kind darüber sprechen. Daran anschließende Fragen wie »War deine Familie immer so?« oder »Wie würdest du dir wünschen, dass dieses Bild oder diese Skulptur in einem Jahr aussieht?« tragen ebenfalls dazu bei, frühere Erlebnisse und auf die Zukunft gerichtete Hoffnungen und Ängste zu erforschen.

Bei Familien, die nicht in gerichtliche Auseinandersetzungen verwickelt sind und deren Probleme weniger chronisch sind, muss sich die Untersuchung eines Kindes mit ähnlichen Themen befassen, sie wird dann aber wahrscheinlich kürzer sein. In solchen Fällen geht es vorrangig darum, Interesse und Verständnis des Kindes für seine Erlebnisse in der Familie zu wecken. Dies kann sowohl dazu beitragen, dass die Eltern das Kind besser verstehen, als auch dazu, möglichst sinnvolle Interventionen zu entwickeln.

5.3 Die feststellbaren Wünsche und Gefühle des Kindes

Was Kinder sagen, kann dem Einfluss verschiedener Faktoren unterliegen, unter anderem der Anzahl der Interviews und Untersuchungen, die bereits stattgefunden haben, der Art der Fragen sowie deren Stil und Ton und schließlich der Reaktionen des Klinikers auf die Antworten des Kindes. Oft werden Zuverlässigkeit und Glaubwürdigkeit dessen, was Kinder sagen, angezweifelt, weil sie unter bestimmten Umständen sehr suggestibel sind (Ceci a. Bruck 1993); insbesondere ist diesbezüglich Vorsicht geboten, wenn sie besonders dünnhäutig und empfindsam sind und die Tendenz haben, fast automatisch für einen Elternteil gegen den anderen Partei zu ergreifen. Die Folge kann sein, dass sie es versäumen, über wichtige Erlebnisse und Ereignisse zu berichten, oder dass sie andererseits »Ereignisse« erfinden, die nie stattgefunden haben. Sie können auch fälschlich auf Suggestivfragen reagieren, insbesondere wenn sie sich gezwungen fühlen, zwischen den vom Kliniker vorgegebenen Alternativen entscheiden zu müssen (Crossman et al. 2002).

Kinder, die sich zwischen streitenden Eltern bewegen, sehen sich oft mit dem Dilemma konfrontiert, entweder auf Fragen ehrlich zu antworten oder sich einem Elternteil gegenüber loyal zu verhalten (Weir 2011). Sich über die Wünsche und Gefühle eines Kindes bezüglich bestehender Kontakt- und Wohnsitzregelungen zu informieren muss eine wichtige Rolle spielen, insbesondere wenn das Kind den Kontakt zu einem Elternteil verweigert. Allerdings wurden insbesondere bei chronischen Rechtsstreitigkeiten Kindern schon oft die gleichen Fragen gestellt, und es hat dann jedes Mal nachdrücklich erklärt, es wünsche zu dem distanzierteren Elternteil in keiner Form Kontakt. Insofern läuft der Auftrag des Klinikers – Kontakt und eine bessere Beziehung zum distanzierten Elternteil herzustellen – den ausgedrückten Wünschen und Gefühlen des Kindes und dem oft sehr gefestigten Kindeswillen zuwider. Es besteht aber ein Unterschied zwischen dem Anhören und Zur-Kenntnis-Nehmen der Wünsche eines Kindes und dem schlichten unhinterfragten Eingehen auf sie. Die Entscheidung darüber, wie viel Gewicht man den expliziten geäußerten Wünschen und Gefühlen beimessen sollte, hängt von vielen Faktoren ab, unter anderem vom Alter und von der Entwicklungsstufe eines Kindes sowie von seiner Fähigkeit zu mentalisieren. Bei Kindern, die massiv in Triangulierungsprozesse verwickelt sind – also Kinder, die beispielsweise akut Konflikte zwischen ihren Eltern miterleben, oder Kinder, deren Beziehung zu dem distanzierteren Elternteil permanent herabgewürdigt wird –, kann es sehr schwierig sein, darüber zu entscheiden, welche Bedeutung man ihren Wünschen und Gefühlen beimessen sollte. Wie schon in Kapitel 2 ausgeführt, haben Kinder in diesen Situation oft starke Gefühle wie Schuld, Angst und Wut, und sie erleben Loyalitätskonflikte und entwickeln Bindungsstrategien, die darauf abzielen, die Zuwendung, die sie von dem ihm näheren Elternteil erhalten, nicht zu gefährden. Solche Prozesse können die Überzeugungen eines Kindes und die von ihm explizit zum Ausdruck gebrachten Wünsche und Gefühle stark beeinflussen. Anzeichen dafür, dass seine Wünsche und Gefühle durch eine in Reaktion auf Triangulierungsprozesse entwickelte Bindungsstrategie beeinflusst werden, sind:

- leicht aktivierbarer starker Affekt und demonstrative nonverbale Verhaltensweisen beim bloßen Erwähnen von möglichem Kontakt mit dem distanzierteren Elternteil, die sofortige Zuwendung und Bestätigung seitens des näheren Elternteils hervorrufen
- Unfähigkeit bzw. mangelnde Bereitschaft, rational und ruhig über auch nur irgendwelche positiven Eigenschaften des distanzierteren Elternteils oder über die frühere Beziehung zu ihm zu sprechen
- Angabe banaler Gründe für die Herabsetzung/Dämonisierung des distanzierteren Elternteils
- Unmöglichkeit, Wünsche und Gefühle zu hinterfragen, ohne dass es zu Emotionsausbrüchen und starken Reaktionen kommt.

Bei Kindern auftauchende Zeichen und Dynamiken, die auf eine Form von Triangulierungs- und Entfremdungsprozessen hindeuten, werden in Kasten 5.2 vorgestellt (nach Gardner 1998; Kelly a. Johnston 2001; Gorell Barnes 2017; Chimera 2018). Unserer Erfahrung nach können solche Zeichen auch in Familien auftreten, deren Kinder eine starke Loyalität einem Elternteil gegenüber entwickelt haben, nachdem sie einem Konflikt zwischen den Eltern ausgesetzt waren, oder wenn es in der Familie eine langwierige emotionale und/oder körperliche Trennung von einem Elternteil gab, zu dem das Kind vorher eine gute Beziehung hatte.

Das Kind

- verunglimpft einen vorher geliebten Elternteil und lehnt ihn ab.
- spricht nur negativ über den abgelehnten Elternteil und schimpft über ihn.
- verwendet ein Narrativ über den abgelehnten Elternteil, das eingeübt wirkt.
- gibt banale, wenig überzeugende, belanglose oder sogar absurde Gründe für herabwürdigende Äußerungen über den abgelehnten Elternteil an.
- lässt keine Gefühle der Reue, Scham oder Schuld erkennen, wenn es den abgelehnten Elternteil herabwürdigt, und zeigt dabei Kälte und augenscheinlichen Mangel an Empathie.
- erklärt sich mit den Ansichten und Standpunkten des ihm näheren Elternteils völlig einverstanden und verteidigt ihn grundsätzlich, sodass es wie ein »automatischer Reflex« wirkt.
- benutzt ähnliche Ausdrücke und Formulierungen wie der ihm nähere Elternteil oder kopiert sie sogar.
- beharrt darauf, dass es völlig unabhängig zu seiner Entscheidung gekommen ist und dass seine negative Sicht des abgelehnten Elternteils nicht von dem ihm näheren Elternteil oder von jemand anderem beeinflusst wurde.
- äußert sich abschätzig über Familie und Freunde des abgelehnten Elternteils.
- hat altersuntypische Kenntnisse über die gerichtliche Auseinandersetzung, finanzielle Regelungen und andere Erwachsenenthemen.
- erhebt dem abgelehnten Elternteil gegenüber massive Vorwürfe hinsichtlich finanzieller Angelegenheiten (»Er/Sie hat uns kein Geld zum Leben gegeben«).
- ist dem abgelehnten Elternteil gegenüber sehr barsch und abweisend und neigt zu Gefühlsausbrüchen (»Ich kann ihn/sie nicht mehr Papi/Mami nennen, weil er/sie nicht mehr so richtig mein Papi/meine Mami ist; warum hat er/sie uns das angetan? Er/Sie hat uns das Leben versaut. Ich hasse ihn/sie!«).

- verfasst Drohbotschaften und zeichnet entsprechende Bilder oder droht dem abgelehnten Elternteil mit körperlichen Angriffen.
- behauptet, die Kontaktbemühungen des abgelehnten Elternteils seien der Grund für schlechte schulische Leistungen sowie für körperliche und psychische Symptome und Krankheiten.

Kasten 5.2: Häufige Anzeichen und Dynamiken von Kindern, die auf das Vorliegen von Triangulierungsprozessen hinweisen

Sich nur darauf zu konzentrieren, was Kinder tatsächlich in Reaktion auf Fragen über ihre Wünsche und Gefühle bzw. die des distanzierten Elternteils sagen, ist ein ziemlich unzuverlässiger Indikator, weil Kinder, die sich in solchen Situationen befinden, häufig sehr zwiespältige Gefühle haben. Außerdem kann die Tatsache, dass Gerichte so großen Wert darauf legen, dass Kinder ihre Wünsche und Gefühle explizit zum Ausdruck bringen, Eltern zur Manipulation ermuntern. Die Kinder wollen gehört werden und erhalten auf diese Weise Gelegenheit, ihre Loyalität dem ihnen näheren Elternteil gegenüber auszudrücken. Deshalb muss sich der Kliniker die Wünsche und Gefühle der Kinder grundsätzlich sorgsam anhören, auch wenn ihm ihr Narrativ zunächst als noch so eingeübt erscheinen mag. Bei der Untersuchung dessen, was ein Kind hinsichtlich des Kontakts tatsächlich will, muss es im anschließenden Gespräch gelingen, über reine »Ja«- oder »Nein«-Antworten hinauszugelangen. Dabei können verschiedene Techniken nützlich sein. Beispielsweise kann der Kliniker spielerische und kreative Techniken einsetzen, etwa das gemeinsame Entwickeln einer Bildergeschichte über das Geschehen während des letzten Kontakts. Anschließend kann an einer weiteren Bildergeschichte gearbeitet werden, in der es darum geht, wie sich das Kind die Entwicklung der Situation gewünscht hätte. Bei kleineren Kindern kann man auch ein Spielzeugtelefon benutzen, mit dem verschiedene Familienmitglieder/Angehörige angerufen werden, um mit dem abgelehnten Elternteil zu sprechen oder ein Treffen mit ihm zu vereinbaren. Wenn man bereit ist, der Darstellung des Kindes zuzuhören, bedeutet das nicht automatisch, dass man sie auch vollständig akzeptieren muss: Was nach Ansicht des Klinikers im wohlverstandenen Interesse des Kindes ist, also das »Kindeswohl«, beinhaltet möglicherweise etwas völlig anderes als das, was nach Ansicht des Kindes selbst in seinem Interesse liegt.

Wichtig ist auch, sich über Wünsche und Gefühle des Kindes zu informieren, die sich nicht auf die akuten Fragen des Kontakts beziehen, etwa auf seine zukünftige Beziehung zu dem distanzierteren Elternteil. Im Rahmen der Einzelarbeit mit dem Kind sollte geklärt werden, was es vom distanzierteren Elternteil zu brauchen glaubt, um aus seiner aktuellen Situation herauszukommen. Dies kann eine Entschuldigung des Elternteils wegen früheren verletzenden Verhaltens und das Übernehmen von Verantwortung für schmerzliche Ereignisse und Erlebnisse einschließen. Auch an den distanzierteren Elternteil gerichtete akzeptable Bitten um Veränderung können in diesem Zusammenhang formuliert werden, etwa dass er dem Kind mehr Aufmerksamkeit schenkt, sich ihm gegenüber liebevoller verhält, es nicht mehr ausschimpft oder es nicht durch Informationen über die juristische Auseinandersetzung verunsichert.

5.4 Einschätzung der Bindung

Familiengerichte fordern meistens eine Einschätzung der Bindungsbeziehung eines Kindes gegenüber beiden Eltern. Es gibt einige formelle Messinstrumente, die das Bindungssystem untersuchen. Sie wurden eigentlich für wissenschaftliche Zwecke entwickelt, man kann sie aber auch in der klinischen Praxis benutzen (Byrne et al. 2005). Zwar setzen diese Untersuchungsverfahren ein spezifisches Training voraus, und ihre Auswertung ist oft aufwendig und kostspielig, aber einige Komponenten dieser Beurteilungsmethoden können für Kliniker nützlich sein, weil sie verinnerlichte Bindungsrepräsentationen gut beschreiben. Natürlich ist eine formelle Beurteilung der Bindung eines Kindes an den distanzierteren Elternteil nicht besonders aufschlussreich, wenn ein Elternteil seit langer Zeit – eher seit Jahren als seit Monaten – keinen Kontakt zu seinem Kind hatte. Wahrscheinlich ist eine Untersuchung dann nicht von Nutzen, weil die Bindungsrepräsentation des Kindes aufgrund der langen Abwesenheit des Elternteils und wegen stattfindender Triangulierungsprozesse verzerrt ist – mit der Folge, dass jeder »Befund« wenig über die künftige Fähigkeit des Kindes aussagt, zu diesem Elternteil eine sichere Bindung zu entwickeln. Außerdem sollte man eine Batterie von Messinstrumenten niemals isoliert benutzen, auch wenn sie einen Hinweis auf die Bindungsmuster des Kindes liefern kann. Durch solche Verfahren erlangte Informationen sollten in Verbindung mit Beobachtungen in unterschiedlichen Kontexten und aus unterschiedlichen Informationsquellen betrachtet werden. Im Übrigen sind sie auch im Kontext der kulturellen und sozialen Identität der Familie zu sehen, einschließlich ihrer spezifischen kulturell vermittelten Bedeutung für die Betreuung des Kindes. Das heißt, dass beobachtete Interaktionen zwischen Kind und Eltern im Zusammenhang mit dem Betreuungssystem um das Kind gesehen werden und außerdem untersucht wird, wie dieses seine Identitätsbildung beeinflusst.

5.5 Der Strange-Situation-Test

Eine Adaptation dieses Verfahrens, das erstmals von Ainsworth und Bell (1970) vorgestellt wurde, kann zur Identifikation der Bindungsstile von Kindern im Alter von unter drei Jahren benutzt werden. Der Test wird mit beiden Eltern separat und in der Regel an verschiedenen Tagen ausgeführt. Der jeweilige Elternteil wird aufgefordert, plötzlich den Beratungsraum zu verlassen, nachdem er dem Kind gesagt hat, er werde »bald zurück« sein. Dieses Verfahren gibt Gelegenheit, Reaktionen und Verhalten von Kindern hinsichtlich Trennung von und Wiedervereinigung mit dem Elternteil zu beobachten. Ein Kind, das an eine Bezugsperson sicher gebunden ist, fühlt sich in einem Raum, in dem es Spielzeug gibt, meist wohl und nutzt den anwesenden Elternteil als »sichere Basis«, zu der es von Zeit zu Zeit zurückkehrt und auf die es sich bezieht. Verlässt der Elternteil plötzlich für kurze Zeit den Raum, zeigt das Kind oft ein gewisses Unwohlsein, beruhigt sich aber nach der Rückkehr des Elternteils schnell wieder. Unsicher gebundene Kinder sind in ihrem Explorationsverhalten oft stark gehemmt; sie ziehen es vor, in der Nähe des anwesenden Elternteils zu bleiben, oder sie widmen sich dem Erkunden und Entdecken sehr intensiv, treten zum anwesenden Elternteil jedoch so gut wie nicht in Beziehung. Verlässt der Elternteil den Raum, wirken sie schnell »außer sich« und brauchen nach seiner Rückkehr ziemlich lange, um sich zu beruhigen, oder sie sind am Kommen und Gehen der Eltern generell nicht interessiert. Kinder mit einem desorganisierten Bindungsstil lassen hinsichtlich einer neuen Situation sowie des Kommens und Gehens der Eltern kein konsistentes und kohärentes Muster erkennen.

Beobachtungen des Trennungs- und Wiedervereinigungsverhaltens können nützliche Informationen über Kinder jeden Alters liefern, wenn sie dem Kliniker in den Beratungsraum folgen und ihre Eltern im Wartezimmer zurücklassen. Allerdings sollten Interaktionen in diesem Zusammenhang grundsätzlich mit Vorsicht gedeutet werden, weil diese Form von Trennung nicht wie beim klassischen Strange-Situation-Test unerwartet erfolgt. Trotzdem kann übertrieben anhängliches Verhalten ebenso wie besondere Distanziertheit im Falle einer Trennung auf Bindungsprobleme hinweisen. Bei älteren Kindern können desorganisierte Bindungsstile in Form eines übertriebenen Kontrollbedürfnisses zum Ausdruck kommen. Doch wie hinsichtlich aller Komponenten der Untersuchung und Begutachtung von Kindern sollte man auch hier niemals aufgrund einer einzigen Beobachtung Schlüsse ziehen. Das Bindungsverhalten eines Kindes kann man nur angemessen verstehen, wenn man es mehrmals und in verschiedenen Kontexten beobachtet. Manche Kinder klammern sich in bestimmten Situationen übertrieben an einen Elternteil, scheinen aber in anderen Zusammenhängen keine Trennungsprobleme zu haben – was darauf hinweisen könnte, dass sich das gezeigte Bindungsverhalten spezifisch auf den Konflikt der Eltern in Zusammenhang mit Kontakt bezieht.

5.6 Erzählungsstämme (Story Stems)

Das *Story Stem Assessment Profile* (SSAP, siehe Hodges et al. 2003) ist ein Messinstrument für die Arbeit mit Kindern im Alter von vier bis neun Jahren, mit dessen Hilfe Informationen über die Repräsentationen der Eltern und ihre Art der Betreuung erschlossen werden können. Den Kindern werden die Anfänge einer Folge von Erzählungen vorgestellt, sowohl in gesprochener Form als auch mithilfe einer Puppe und von Tierfiguren vorgespielt. Dies geschieht auf dramatische Weise, damit das Bindungssystem der Kinder aktiviert wird. Anschließend werden sie aufgefordert, die Geschichten nach ihren Vorstellungen zu vervollständigen, wobei der Kliniker sie bittet: »Zeig mir und sag mir, was als Nächstes passiert.« Die Wahrnehmungen der Kinder und ihre Erwartungen hinsichtlich familiärer Rollen und Beziehungen sowie ihre Bindungsrepräsentationen können dann beurteilt werden, ohne dass man sie direkt danach zu fragen oder ihnen eventuell als zudringlich empfundene Fragen über ihre Eltern zu stellen braucht, die Ängste oder Loyalitätskonflikte heraufbeschwören können. Außerdem kann man Informationen über die inneren Modelle der Kinder hinsichtlich fürsorglichen Verhaltens gewinnen, indem man beobachtet, wie sie spielen und erzählen, etwa beim Spiel mit Babypuppen oder wenn in ihren Spielen Ärzte, Polizisten und Unfallrettungsfahrzeuge vorkommen. Kliniker können den Erregungszustand verstärken, indem sie im Spiel der Kinder Notfallsituationen kreieren, weil diese Reaktionen hervorrufen, die mit höherer Wahrscheinlichkeit mit den Bindungsrepräsentationen des Kindes verbunden sind.

5.7 Das Child-Attachment-Interview

In seiner reinen Form ist das *Child-Attachment-Interview* (CAI) ein halb strukturiertes Interview für Kinder im Alter zwischen sieben und zwölf Jahren (Target et al. 2003; Shmueli-Goetz et al. 2004). Es basiert auf dem *Adult-Attachment-Interview* (AAI), das für die Nutzung bei der Arbeit mit Kindern verändert wurde, indem auf die Beziehungen zu den Eltern und auf bindungsbezogene Ereignisse fokussiert wurde. Im Gegensatz zum AAI konzentriert sich das CAI auf aktuelle Erinnerungen (und nicht auf retrospektive Berichte) und darauf, wie Kinder die aktuelle Erreichbarkeit und die Fähigkeit ihrer Bindungsfiguren zu sensiblen Reaktionen wahrnehmen; zu diesem Zweck werden bei ihnen die inneren Repräsentationen der wichtigsten Bindungsfiguren aktiviert. Interessant sind in diesem Zusammenhang Beispiele für anhaltende Wut, ängstlich-depressives Grübeln, die Idealisierung von Bindungsfiguren, die Ablehnung von Bindung und die Auflösung von Konflikten. Das auf diese Weise entwickelte Profil der Gebundenheit eines Kindes kann sehr informativ sein; es zu erstellen ist aber zeitaufwendig. Kliniker nutzen und adaptieren einige Komponenten des CAI, indem sie das Kind mit Fragen konfrontieren, die wahrscheinlich einen Zusammenhang mit Bindungsrepräsentationen herstellen. Beispielsweise konfrontieren sie es mit folgender Aufgabe: »Beschreibe mit wenigen Worten, wie es ist, mit deinem Vater/deiner Mutter zusammen zu sein.« Weitere Fragen befassen sich mit Szenarien wie: Was passiert, wenn ein Elternteil sauer ist? Wie hat das Kind sich in dieser Situation gefühlt? Was hat nach Ansicht des Kindes der Elternteil empfunden, nachdem es ihm die Meinung gesagt hatte? Kann das Kind über eine Situation sprechen, in der es aufgebracht war und Hilfe suchte? Oder was geschah, als das Kind krank war oder sich verletzt hatte? Was hat das Kind empfunden, als es miterlebte, wie seine Eltern sich stritten? Wie bei allen anderen Einschätzungen der Bindungsbeziehungen, die hier beschrieben werden, können die Antworten auch in diesem Fall nur dann adäquat kodiert werden, wenn sie von einem Kliniker aufgezeichnet werden, der ein entsprechendes Training absolviert hat.

5.8 Beziehungsdiagramme

Um herauszufinden, wie ein Kind seine Beziehungen zu beiden Eltern und zu den übrigen Mitgliedern seiner Ursprungsfamilie sieht, kann der Kliniker mit dem Kind zusammen auf einem großen Bogen Papier ein Beziehungsdiagramm aufzeichnen. In dieses Diagramm können auch wichtige andere Bezugspersonen wie Freunde und professionelle Helfer einbezogen werden. Es gibt verschiedene Möglichkeiten von grafischen Darstellungen – etwa in Form von Beziehungsdiagrammen oder Eco-Maps, die es Kindern erlauben, persönliche und soziale Beziehungen zwischen ihrer Familie und ihrem Umfeld konkret zu beschreiben (siehe beispielsweise Bing 1970; Burns a. Harvard Kaufman 1970; Geddes a. Medway 1977). Sie tragen der Tatsache Rechnung, dass die Veranschaulichung von Beziehungen für Kinder aussagekräftiger ist, weil ihr Beziehungsnetzwerk in einem solchen Diagramm visualisiert ist. Der Kliniker kann dem Kind das Beziehungsdiagramm der Familie vorstellen, indem er beispielsweise sagt: »Ich würde gern ein wenig mehr über dich und deine Familie, über deine Freunde und über andere Menschen, die dir helfen, herausfinden. Lass uns zusammen aufzeichnen, wer für dich wichtig ist. Nehmen wir einmal an, du bist dieser Kreis hier in der Mitte. Zeichne jetzt mit diesem Stift andere Kreise für die Menschen, die für dich wichtig sind – Familienmitglieder, Freunde und alle, die dir helfen. Diejenigen, die dir besonders wichtig sind, kannst du am nächsten zu dir platzieren, die weniger wichtigen etwas weiter entfernt. Zeichne sie als große oder kleine Kreise ein, und vermerke daneben jeweils einen Namen oder einen Buchstaben, damit du später noch weißt, wen du gemeint hast. Nimm dir ein paar Minuten Zeit dafür; anschließend können wir darüber reden.«

Manchmal wollen Kinder schon beim Zeichnen erklären, wer wer ist, in anderen Fällen wollen sie das Diagramm fertigstellen, bevor sie zu erklären bereit sind, was sie getan haben. Hier kann der Kliniker nun das Kind einladen: »Hast du Lust, mir zu erklären, wer wer ist?« Sobald das Kind angefangen hat, über seine Darstellung zu sprechen, kann der Kliniker fragen: »Und wie kommst du mit ihm/ihr zurecht?« Und: »Was gefällt dir besonders an diesem Menschen? Und gibt es etwas an ihm, das dir nicht gefällt?«

Solche Diagramme kann man gut für die Untersuchung von Beziehungen benutzen. Wenn es Geschwister gibt, kann es nützlich sein, Aspekte der Beziehung des Kindes zu ihnen zu verstehen. Außerdem kann man Fragen über die Beziehung der Geschwister zu den Eltern stellen: »Wer mag deinen Papi am meisten? Wer liebt deine Mami am meisten? Wem fällt es am schwersten, mit ihr zu reden? Warum ist das wohl so? Wenn du mit deiner Schwester/deinem Bruder streitest, was passiert dann? Stellt sich deine Mami/dein Papi auf die Seite von einem von euch? Warum ist das wohl so?«

5.9 Beurteilung von Misshandlungsvorwürfen und anderen Beschuldigungen

In schwierigen Auseinandersetzungen über Kontakt- und Wohnregelungen bringen Kinder oft zweifelhafte und unbegründete Behauptungen vor, denen zufolge sie vom distanzierteren Elternteil schlecht behandelt worden sind. In der Regel geht es dabei um Situationen, in denen die Eltern der Kinder noch zusammenlebten, aber über diese Vorfälle wurde erst lange nach der Trennung erstmals gesprochen. Solche Vorwürfe haben zwar häufig einen wahren Kern, aber sie werden manchmal stark übertrieben oder dramatisiert. In Kasten 5.3 (adaptiert nach Weir 2011) sind die wichtigsten Faktoren zusammengefasst, die in Betracht gezogen werden müssen, will man herausfinden, ob Missbrauchs- oder Misshandlungsvorwürfe dem distanzierteren Elternteil gegenüber zutreffen, falsch sind oder zumindest stark übertrieben werden.

- Anschuldigungen wirken roboterhaft vorgetragen und eingeübt (sie sind von Dissoziation zu unterscheiden).
- Vorwürfe sind inkonsistent – sowohl in sich als auch im Zusammenhang mit anderen Sachverhalten betrachtet.
- Hinweise auf für die Entwicklungsphase des Kindes ungewöhnliche sexuelle Kenntnisse/sprachliche Formulierungen
- Benutzung von Wörtern und Konzepten, die eher für Erwachsene charakteristisch sind
- Eifer des Kindes, über den Missbrauch sprechen zu wollen, ohne dass damit ein angemessener oder kongruenter Affekt verbunden wäre (z. B. schmerzhafte, depressive, ängstliche Empfindungen)

- Fehlen überzeugender Einzelheiten und Unvermögen, detaillierter auf das Vorgefallene einzugehen oder konkrete Beispiele dafür zu beschreiben
- Übertreibung des Vorgefallenen
- Bericht über die Vorwürfe stammt ursprünglich von dem näherstehenden Elternteil.
- Der nähere Elternteil weigert sich, dem Kind zu erlauben, den distanzierteren Elternteil zu treffen, wenn er selbst nicht zugegen ist.
- Der nähere Elternteil wirkt über die Erwähnung der Vorwürfe »erfreut«.
- Die Offenbarung der Vorwürfe ruft übertrieben fürsorgliche Reaktionen und entsprechende Aufmerksamkeit des näheren Elternteils hervor.
- Der nähere Elternteil weist das Kind wiederholt auf die erhobenen Vorwürfe hin oder erinnert es an sie.
- Der nähere Elternteil ermutigt das Kind, die Anschuldigungen anderen Personen gegenüber zu wiederholen.
- Anschuldigungen sind detaillierter, als das Kind sie zum Zeitpunkt der angeblichen Vorfälle hätte darstellen können (z. B. wenn das Kind behauptet, sich detailliert an Ereignisse zu erinnern, die es als Kleinkind erlebt haben soll).
- Der nähere Elternteil zieht immer wieder Experten heran, bis sie den angeblichen Missbrauch bestätigen.
- Das Kind fühlt sich in Gegenwart des distanzierten Elternteils, von dem es angeblich missbraucht/misshandelt wurde, sehr wohl.

Kasten 5.3: Faktoren, die darauf hinweisen, dass Anschuldigungen wahrscheinlich falsch sind

Emotionale Misshandlung und/oder Vernachlässigung liegen vor, wenn das psychische Kindeswohl schwer beeinträchtigt wird, sei es durch elterliche aktive Handlungen oder durch Unterlassungen, die schwerwiegende und dauerhaft nachteilige Auswirkungen auf die emotionale Entwicklung eines Kindes haben können. Emotionale Misshandlung und Vernachlässigung sind keine einmaligen Ereignisse, sondern Prozesse. Gabarino (1978) beschreibt fünf Arten von emotionalen Misshandlungen: Zurückweisen, Isolieren, Terrorisieren, Ignorieren, Korrumpieren. Die fünf von Glaser (2002) beschriebenen

Kategorien emotionaler Misshandlung können bei der Beurteilung von Kindern, die in Triangulierungsprozesse verwickelt sind, von Nutzen sein:

1. Emotionale Nichterreichbarkeit, Unempfänglichkeit und Vernachlässigung eines Kindes liegen vor, wenn Eltern sich zu stark mit ihren eigenen Konflikten beschäftigen und wenn sie infolgedessen ängstlich oder bekümmert sind; dies hat oft zur Folge, dass die Eltern für ihre Kinder emotional unerreichbar sind.
2. Negative Zuschreibungen dem Kind gegenüber, die zu Ablehnung und sogar strenger Bestrafung führen, können entstehen, wenn der distanziertere Elternteil verunglimpft und dem Kind vorgeworfen wird, es habe von dem dämonisierten Elternteil bestimmte negative Persönlichkeitsmerkmale »geerbt« (»Du bist genauso wie dein Vater!«). In solchen Fällen wird der Charakter des Kindes als »schlecht« oder mit Mängeln behaftet dargestellt, und das Kind fühlt sich infolgedessen nicht nur wertlos, ungeliebt und abgelehnt, sondern wird auch noch dafür bestraft, dass es sich scheinbar wie der distanziertere Elternteil verhalten oder ihn verteidigt hat oder dass es Zeit mit ihm verbringen möchte.
3. Unrealistische Erwartungen, übertriebene Behütung, unangemessene Disziplinierung, Konfrontation mit beunruhigenden oder beängstigenden Erlebnissen (z. B. häuslicher Gewalt) sind allesamt Erscheinungsformen von elterlichen Interaktionen mit dem Kind, die seinem Entwicklungsstand nicht angemessen und inkonsistent sind. Eltern können ein Kind mit übertriebenen und unsinnigen Forderungen konfrontieren oder es drastischen Stimmungsschwankungen oder plötzlichen Emotionsausbrüchen aussetzen. Dies kann auch beinhalten, dass das Kind von dem ihm näheren Elternteil als Vertrauensperson benutzt wird und dass es dadurch Zugang zu Informationen erhält, die eigentlich Erwachsenen vorbehalten bleiben sollten.
4. Das Versäumnis, die Individualität des Kindes und seine psychischen Grenzen anzuerkennen und stattdessen mit seiner Hilfe die Bedürfnisse Erwachsener zu erfüllen, kann dazu führen, dass Eltern ihr Kind infantilisieren, um ihr eigenes Bedürfnis, »gebraucht« zu werden, zu befriedigen; oder dazu, dass sie ihre eigenen Gefühle der Furcht oder Wut ihrem Kind zuschreiben;

oder auch dazu, dass das Kind in Disputen mit dem Expartner »als Schachfigur« benutzt wird.

5. Das Versäumnis, die soziale Entwicklung eines Kindes zu fördern, wenn die Eltern sein Bedürfnis nach Zugehörigkeit zu seinem sozialen Umfeld stören. Das kann passieren, wenn ein Kind den Kontakt zu wichtigen Mitgliedern der Familie und des Freundeskreises des distanzierteren Elternteils verliert. Kinder zu isolieren oder sie antisozialen Tendenzen auszusetzen entspricht dieser Kategorie von emotionaler Misshandlung und Vernachlässigung ebenso wie der Aufenthalt in einer gefährlichen oder belastenden Umgebung.

Kliniker vermuten möglicherweise erst dann eine Form von emotionaler Misshandlung bzw. von Vernachlässigung, wenn ein Kind in extremer Weise Bestätigung bei seinen Eltern sucht und wenn es sich ängstlich bemüht, Anweisungen zu befolgen. Dass emotionale Misshandlung oder Vernachlässigung vorliegen, kann auch in Erwägung gezogen werden, wenn ein Kind sehr passiv und anhänglich ist oder wenn sein Verhalten seinem Alter deutlich nicht angemessen ist – wenn es entweder zu erwachsen oder sehr infantil wirkt – oder wenn es einen sehr zurückgezogenen und apathischen Eindruck erweckt.

5.10 Beurteilung des Kindeswillens und Mitspracherechts

Bei der Arbeit mit Kindern, die sich weigern, zum distanzierteren oder von ihnen abgelehnten Elternteil in Kontakt zu treten, taucht oft die Frage auf, ob dabei ein starker Einfluss des bevorzugten Elternteils eine Rolle spielt und ob, wenn das so ist, das Kind eigene Entscheidungen zu treffen in der Lage ist. Kinder können sich gedrängt fühlen (oder auch tatsächlich gedrängt werden), den Kontakt zu einem Elternteil abzulehnen, und dazu kommt es insbesondere dann, wenn das Kind emotional stark von einem Elternteil abhängig ist, weil dies die Wahrscheinlichkeit, dass es sich einer entsprechenden Einflussnahme seitens dieses Elternteils widersetzt, erheblich verringert. Je stärker die emotionale Abhängigkeit ist, umso besser kann der einflussnehmende Elternteil den Entscheidungsprozess des Kindes (oder Jugendlichen) steuern.

Grundsätzlich unterliegen Minderjährige der Weisungsbefugnis eines Sorgeberechtigten – in der Regel eines Elternteils oder beider

Eltern. Erst mit Vollendung des 18. Lebensjahres ist im Umgangsrecht der Kindeswille ausschlaggebend, und erst dann können Jugendliche bzw. Heranwachsende selbstbestimmend über den Umgang entscheiden. Allerdings kann dies eine gerichtliche Regelung schon vorher ändern, denn maßgebend ist immer das Kindeswohl – auch entgegen den Rechten der Eltern und dem Kindeswillen. Bei der Klärung der Frage, ob ein Kind den Umgang selbst bestimmen kann, muss beurteilt werden, ob das minderjährige Kind über das erforderliche Verständnisvermögen und die Intelligenz verfügt, eigenständig Entscheidungen für sich zu treffen. Die Fähigkeit zur eigenverantwortlichen »verständiger« Einwilligung entwickelt sich mit zunehmender Reife und Erfahrung. Ein Kind oder minderjähriger Jugendlicher kann aber auch in der Lage sein, in bestimmten Bereichen selbstständig Entscheidungen zu treffen, in anderen jedoch nicht, weil sich die spezifische Fähigkeiten nach und nach und in unterschiedlichen Geschwindigkeiten entwickeln.

Im Rahmen von Gerichtsverfahren spielt die Frage, ob Kinder über die für sachdienliche Entscheidungen notwendige intellektuelle und emotionale Reife verfügen, primär hinsichtlich der Gestaltung des Kontakts zu den beiden Eltern und der Wahl des Wohnsitzes eine Rolle. Deshalb sollten in der Regel folgende Punkte geklärt werden:

- Versteht das Kind die Notwendigkeit eines Wohnsitzwechsels?
- Versteht das Kind die Notwendigkeit des Kontakts zum distanzierteren Elternteil?
- Versteht das Kind, was Veränderungen der augenblicklichen Regelungen beinhalten und was sie bewirken sollen?
- Ist sich das Kind über die wahrscheinlichen kurz- und langfristigen Vorteile und Risiken und darüber, welche Alternativen existieren, im Klaren?
- Kann sich das Kind die umfassenderen Implikationen der Entscheidung vergegenwärtigen, einschließlich moralischer Fragen und der die Familie betreffenden Aspekte?

Bei der Beantwortung dieser Fragen muss sich der Kliniker zunächst über das faktische Verständnis seitens des Kindes hinsichtlich der anstehenden Probleme und der Alternativen informieren, weil das die Voraussetzung für eine verständige Einwilligung ist, und er muss herausfinden, ob das Verständnis des Kindes wirklich umfassend ist.

Auch der rationale Entscheidungsprozess des Kindes muss untersucht werden und ob er z. B. von Furcht davor beeinflusst wird, dass das Kind eine andere Meinung hat als seine Eltern. Und schließlich muss der Kliniker herausfinden, inwieweit sich das Kind über die Implikationen bestimmter Entscheidungen für seine persönliche Situation im Klaren ist, was mögliche kurz- und langfristige Auswirkungen auf seine eigene Entwicklung und seine Beziehungen zu anderen Familienmitgliedern und Freunden einschließt.

5.11 Sammeln zusätzlicher Informationen über das Kind

Kliniker müssen auch Informationen aus anderen Quellen nutzen, um sich ein umfassendes Bild von einem zu beurteilenden Kind machen zu können. Dazu zählen Informationen über verschiedene Bereiche, darunter:

- schulische Leistungen
- Beziehungen zu Gleichaltrigen
- Verhalten, Aufmerksamkeit und Konzentrationsfähigkeit
- ob und wie das Kind die Hilfe Erwachsener sucht
- seine Einstellung zu Lernen, Trennung und Wiedervereinigung
- Selbstfürsorge und organisatorische Fertigkeiten
- die Beziehung beider Eltern zur Schule
- wie das Kind vor und nach der Untersuchung und der therapeutischen Arbeit wirkt und zum distanzierteren Elternteil in Kontakt tritt.

Die Berichte von Mitgliedern der erweiterten Familie, von Freunden, Sozialarbeitern und anderen beruflich mit der Situation befassten Fachkräften vervollständigen das Bild. Manchmal sind auch medizinische Daten erforderlich, insbesondere wenn Verdacht auf eine von den Eltern fabrizierte, möglicherweise nur fiktive »Krankheit« besteht.

5.12 Missbrauch von Diagnosen durch Eltern

Wird nach einer gründlichen Diagnostik eine formelle psychiatrische Diagnose gestellt, kann es vorkommen, dass die Eltern einander vorwerfen, ihr Kind »krank gemacht« zu haben. Davon abgesehen können die Sorgen von Eltern wegen der Implikationen einer bestimmten

Diagnose so stark sein, dass die Kinder selbst darunter leiden, was ihre ohnehin existierenden Ängste manchmal noch verstärkt. Eltern behaupten gelegentlich auch, ein gerichtlich erzwungener Kontakt zum distanzierteren Elternteil rufe akute Panikzustände hervor und habe im Anschluss an den Kontakt unruhiges oder störendes Verhalten zur Folge. Der betreffende Elternteil bemüht sich dann wegen solcher Besorgnisse möglicherweise um die Bestätigung durch einen Sachverständigen, indem er beispielsweise den Hausarzt bittet zu erklären, dass die Sorgen berechtigt sind. Statt sich in eine potenziell auf Beschuldigung zielende Suche danach, wer von beiden Eltern das Kind emotional geschädigt hat, hineinziehen zu lassen, ist es produktiver, sich darauf zu konzentrieren, was beide Eltern konkret tun können, um die psychische Gesundheit des Kindes zu verbessern.

6 Therapeutische Untersuchung von Familienbeziehungen und Interventionsplanung

Im Rahmen des *Family-Ties*-Ansatzes gehen Untersuchung und Begutachtung von Kindern und jedem Elternteil der Arbeit mit dem Elternpaar und anderen familiären Beziehungen voraus. Weil Expartner häufig nicht bereit oder in der Lage sind, sich im gleichen Behandlungsraum aufzuhalten, ist vielfach Vorbereitungsarbeit erforderlich. Auch müssen die Kinder sorgfältig auf die Begegnung mit einem Elternteil, den sie manchmal ziemlich lange nicht gesehen haben, vorbereitet werden. In diesem Kapitel wird beschrieben, wie nach der Einzelarbeit mit Eltern und Kindern in separaten Treffen die Ergebnisse zusammengebracht und formuliert werden und, darauf basierend, ein detaillierter Interventionsplan ausgearbeitet wird.

6.1 Therapeutische Begutachtung

Der etwas ungewöhnliche Begriff »therapeutische Begutachtung« (Asen 2007) soll darauf hinweisen, dass der Fokus bei gutachterlicher Arbeit nicht nur auf die Beobachtung und Beschreibung der familiären Beziehungen gerichtet ist, sondern auch darauf, bei problematischen Interaktionen zu intervenieren und den Familienmitgliedern zu helfen, ihre Situation zum Positiven zu verändern. Anschließend kann die Fähigkeit und Bereitschaft der Eltern und anderer Familienmitglieder, anders zu denken und zu handeln, beurteilt werden, was in die Prognosen und Empfehlungen des Klinikers einfließt. Er kann alle relevanten Beobachtungen zurückspiegeln und dabei positive Aspekte und Kompetenzbereiche sowie solche, seine Besorgnis erregende, hervorheben. Ziel ist es, die Eltern dazu zu bringen, auf das Feedback des Klinikers zu reagieren und über mögliche Änderungen ihrer Sichtweisen und Handlungen nachzudenken. So verwandelt sich das Gutachten in einen dynamischen und therapeutisch wirkenden Prozess, bei dem direktes Feedback, Ratschläge und Interventionen des Klinikers eine Rolle spielen, was ihm wiederum einzuschätzen ermöglicht, ob Veränderungen zum Positiven stattgefunden haben oder in Zukunft stattfinden werden – oder ob dies nicht zu erwarten ist. Dadurch wird es möglich, nach der Intervention alle eventuellen Risiken für das Kindeswohl erneut zu beurteilen und herauszufinden, ob sie zugenommen oder abgenommen haben oder gleichgeblieben sind.

Die wichtigsten Fragen in dieser Phase der Arbeit lauten:

1. Sind beide Eltern in der Lage, sich primär auf das Kindeswohl zu konzentrieren? Und, falls das noch nicht der Fall ist: Sind sie veränderungsfähig?
2. Sind beide Eltern in der Lage, ihrem Verständnis der emotionalen Bedürfnisse des Kindes gemäß zu handeln? Und falls nicht: Können sie sich diesbezüglich verändern?
3. Können sich beide Eltern in irgendeiner Form an konfliktfreier gemeinsamer elterlicher Betreuung beteiligen? Und, falls nicht: Lässt sich daran etwas ändern?
4. Kann das Kind Kontakt zum distanzierteren Elternteil zulassen bzw. verbessern und davon profitieren? Und falls nicht: Können sich Eltern und Kind diesbezüglich verändern?
5. Ist das Kind fähig, eine tiefer gehende Beziehung zu beiden Eltern und ihren jeweiligen Familien und Freundeskreisen zu unterhalten?

Ninas Eltern hatten sich scheiden lassen, als Nina fünf Jahre alt gewesen war. Das Kind lebte weiter bei seiner Mutter und sah seinen Vater selten. Als Nina zehn Jahre alt war, fiel ihrer Gymnastiklehrerin ein Hämatom an einem Arm auf. Gefragt, wie dieses zustande gekommen sei, berichtete Nina, ihre Mutter habe einen Wutanfall bekommen, als sie sich geweigert habe, ihre Hausaufgaben zu machen, und habe sie dann die Treppe hinauf in ihr Zimmer gezerrt und dort eingesperrt. Wie Nina auch berichtete, war dies nicht nur einmal passiert. Daraufhin wurde Nina vorübergehend bei ihrem Vater untergebracht, während das Jugendamt die Situation untersuchte. Die Mutter bestätigte den Vorfall, bestritt aber, Nina jemals vorher etwas angetan zu haben. Nina erklärte, sie wolle weiter bei ihrem Vater leben, und weigerte sich, in irgendeiner Form den Kontakt zu ihrer Mutter aufrechtzuerhalten. Ihr Vater war der Meinung, Nina solle nicht gezwungen werden, ihre Mutter zu treffen, sondern dies erst tun, wenn sie dazu »bereit« sei. Das Gericht ordnete eine Begutachtung der Elternfähigkeit an, und jeder Elternteil warf in den (getrennt stattfindenden) Erstgesprächen dem anderen die »Schuld« an Ninas Kontaktverweigerung vor. Trotz gegenseitiger Beschuldigungen schienen die Eltern darauf bedacht, Nina vor ihren Konflikten zu schützen. Nach zwei Treffen erklärte sich der Vater bereit, die Tochter zu ermutigen, Kontakt zur Mutter aufzunehmen; aber Nina blieb in Anbetracht der Aussicht, ihre Mutter treffen zu sollen, weiterhin sehr ängstlich und berichtete allem Anschein nach authentisch über frühere emotionale und körperliche Misshandlungen, die sie unter der Obhut der Mutter erlitten hatte, wobei sie andererseits einige positive Eigenschaften ihrer Mutter anerkannte. Nina erklärte auch, es wühle sie auf, wenn sie darüber nachdächte, wie sich ihrer Mutter aufgrund der Kontaktverweigerung ihrer Tochter fühle, und sie sagte, ihr sei klar, dass ihre Mutter sie nicht habe verletzen wollen. Nachdem Nina eine Videobotschaft ihrer Mutter gesehen und ihr Vater ihr seine Unterstützung zugesichert hatte, war sie zu einem Treffen mit ihr bereit. Trotz eines diesbezüglichen Vorbereitungsgesprächs versuchte die Mutter, Ninas negative Erlebnisse unter ihrer Obhut kleinzureden. Dies enttäuschte die Tochter und veranlasste sie, ihrer Mutter zu sagen, offenbar habe sich »nichts verändert«. Die Mutter bezeichnete Ninas Reaktion daraufhin als Resultat der Bemühungen des Vaters, Nina von ihr zu entfremden.

6.2 Vorbereitung der Eltern auf eine Begegnung mit dem Expartner

Zerstrittene Eltern zusammenzubringen, damit sie sich auf ihre Kinder konzentrieren, muss manchmal zunächst in zwei parallelen Prozessen versucht werden. Den Expartnern muss geholfen werden, sich nicht mehr auf das mutmaßlich vernachlässigende, inadäquate oder sogar bösartige Verhalten der anderen Seite zu versteifen, sondern dem Wohl ihrer Kinder Vorrang zu geben. Dies kann eine große Herausforderung sein und erfordert die Entflechtung zweier potenziell widersprüchlicher Rollen der Eltern: Expartner zu sein und trotzdem gemeinsam elterliche Aufgaben zu erfüllen. Letzteres bedeutet, dass sie wahrscheinlich in den folgenden Jahren und zumindest während der restlichen Zeit der Minderjährigkeit ihrer Kinder viele gemeinsame Entscheidungen treffen müssen.

Beide Eltern werden in separaten, parallel stattfindenden Treffen gebeten, die Ängste und Hoffnungen, die ein Zusammentreffen mit ihrem Expartner bei ihnen weckt, in einer Liste zusammenzustellen: »Worüber machen Sie sich angesichts eines bevorstehenden Treffens mit ihm/ihr die größten Sorgen? Und falls Sie sich zugestehen können, mit einem solchen Treffen irgendwelche Hoffnungen zu verbinden, worauf könnten sich diese Hoffnungen beziehen? Stellen Sie sich vor, Ihr Expartner/Ihre Expartnerin befindet sich in diesem Raum, und Sie betreten ihn ebenfalls, und Sie sehen einander – was würde Ihnen helfen, aus solch einem Zusammentreffen eine positive Begegnung zu machen? Was müsste oder dürfte die andere Person tun oder nicht tun, damit Sie sich wohlfühlen? Stellen wir uns einmal vor, Ihr Expartner sitzt in diesem Raum, und Sie treten ein. Was könnten Sie in dieser Situation denken und fühlen – und was würden Sie über Ihre/Ihren Ex denken? Und wie erginge es Ihrer/Ihrem Ex?«

Daraufhin kann ein Experimentieren mit hypothetischen Szenarien erfolgen, also die Untersuchung einer Anzahl potenziell belastender Situationen, die während eines Treffens mit dem Expartner entstehen könnten, und es kann über den konkreten Umgang mit ihm nachgedacht werden. Der jeweilige Elternteil kann über seine möglichen Reaktionen reflektieren und mithilfe von Minirollenspielen unterschiedliche Verhaltenseventualitäten erproben, um altbekannte Eskalationen zu vermeiden. Beispiele für das Einbringen von hypothetischen Szenarien sind: »Wenn er dies oder das sagen und Sie so anschauen würde, dass Sie sich dabei sehr unwohl fühlten, wie könnten Sie darauf reagieren?« Oder: »Wenn sie auf das Thema Unterhalt zu sprechen kommen – über das beim nächsten Gerichtstermin entschieden werden soll –, wie könnten Sie dann darauf reagieren oder damit zurechtkommen und nicht, wie sonst so oft, einfach nur rotsehen? Nehmen wir einmal an, ich bin Ihr Expartner und habe Ihnen gerade erneut vorgeworfen, dass Sie die Kinder einer Gehirnwäsche unterziehen. Wie könnten Sie darauf reagieren?«

6.3 Das »Muster als Übeltäter«

Die drei deutlich unterscheidbaren Muster elterlichen Verhaltens, die in Familien nach einer sehr kontroversen Trennung beobachtet werden – gegenseitiges Beschuldigen, Beschuldigen/Blockieren, Blockieren/Blockieren (siehe Kap. 1) – können bei der Arbeit mit Eltern identifiziert und direkt angesprochen werden. Diese Muster zu benennen und die Eltern dazu zu bringen, um ihrer Kinder willen an ihrer Neutralisierung zu arbeiten, »externalisiert das Problem« (White 1999) und kann den Fokus vom Beschuldigen des Expartners zum »Beschuldigen« des Musters verlagern. Beide Eltern werden dazu angehalten, darüber nachzudenken, was sie tun können, um das problematische Muster einzuschränken: »Sie blockieren einander, und das werfe ich keinem von Ihnen vor. Es handelt sich einfach um ein Muster, das im Laufe der Zeit entstanden ist und Ihr Kind ins Zentrum aller Konflikte stellt ... Was könnten Sie beide tun, um dieses Muster zu neutralisieren? Bitte, konzentrieren Sie sich auf das Muster und darauf, wie Sie verhindern können, dass es sich auf Ihr Kind auswirkt.« Wenn beide Eltern angehalten werden, sich nur darauf konzentrieren, was sie *selbst* tun können, statt darauf, was ihr Expartner tun sollte oder könnte, kann auch das einer Veränderung förderlich sein.

6.4 Umgang mit affektiver Erregung und Eskalationsdynamiken

Eltern können aufgebracht reagieren oder sogar wütend werden, wenn sie über Ungerechtigkeiten sprechen, die sie früher seitens ihres Expartners erlebt haben. Starke emotionale Erregungszustände sind mit effektivem Mentalisieren in der Regel nicht vereinbar. Durch Bezugnahme auf die eigene geistig-seelische Verfassung des Kliniker (»Ich kann nicht klar denken, wenn Sie so brüllen«) kann der erregte Elternteil dazu gebracht werden innezuhalten, womit man Zeit dafür gewinnt, die Mentalisierungsfähigkeit wiederherzustellen, statt zu versuchen, den Elternteil rational zu »verstehen«, ganz zu schweigen davon, ihn zu fragen, warum er/sie so wütend ist. Dieser simple Schritt vermag die Reflexionsfähigkeit sowohl des Elternteils als auch des Klinikers selbst zu reaktivieren. Ist die Mentalisierungsfähigkeit eines Elternteils durch starken Affekt zeitweise beeinträchtigt, sollte dieser mentale Zustand erkannt und validiert werden, was dem Elternteil hilft, sich »emotional herunterzufahren«. Und falls ein Elternteil Überzeugungen äußert, die sich jeder rationalen Hinterfragung entziehen und die fast wahnhaft wirken, kann der Kliniker sie als »Ihre Wahrheit« bezeichnen, statt sie zu hinterfragen oder, was noch schlimmer wäre, sie anzuzweifeln. Außerdem verringert man durch die Validierung der Überzeugungen eines Elternteils die mit dem Stigma, ein Lügner zu sein oder einfach »falschzuliegen«, verbundene Scham oder Wut. Auch die dahin gehende Validierung der Erklärung eines Elternteils, er beabsichtige absolut nicht, sein Kind in irgendwelche Triangulierungsprozesse zu verwickeln, kann beruhigend wirken. Verliert ein Elternteil im Zustand starker Erregung sein Kind aus dem Blick, kann der Kliniker den Fokus wie folgt verändern: »Mir fällt gerade ein, dass es meine Aufgabe ist, darüber nachzudenken, was Ihr Kind erlebt … Was meinen Sie, was Ihr Kind von der Sichtweise, die Sie hier gerade äußern, halten würde? Würde es sie für angemessen halten? Und, wenn nicht: Wie würde es sie sich anders wünschen? Wie könnten wir beide gemeinsam darauf hinarbeiten?« Die Aufmerksamkeit wieder zurück auf das Kind zu verlagern hilft Eltern, ihre Mentalisierungsfähigkeit zurückzugewinnen.

Das emotionale Erleben eines Elternteils zu erkennen und zu validieren ist oft eine ziemlich komplexe Aufgabe. Beispielsweise ist es nicht ungewöhnlich, dass Eltern ihre Wut und Frustration am Kliniker abreagieren, weil er das Problem nicht schnell und direkt lösen kann, verbunden mit wütenden Äußerungen über die wahrgenommene Ungerechtigkeit, die ein scheinbar inkompetentes und gleichgültiges Familiengericht den Betroffenen zumutet. Dies kann die mit einer Zurückweisung durch das eigene Kind verbundene lähmende Scham überdecken, und der Kliniker muss sich über solche Dynamiken im Klaren sein und sie tolerieren, um es dem Elternteil zu ermöglichen, sich gehört und ermutigt zu fühlen und sich weiter zu öffnen.

Bei Kindern ist es schwieriger, mit starken Erregungszuständen fertigzuwerden. Zwar ist es auch bei ihnen wichtig, ihr emotionales Erleben zu validieren, aber der Kliniker muss sich davor hüten, ein unzutreffendes Narrativ zu validieren, beispielsweise eines, dem zufolge ein Elternteil ein Kind sexuell missbraucht hat, obwohl festgestellt wurde, dass dies nicht zutrifft. In solchen Fällen kann der Kliniker dem Kind sagen: »Ich habe gelesen, dass der Richter das nicht bestätigt hat, aber ich höre sehr klar, dass du etwas anderes sagst und mir berichtest, dass dein Vater/deine Mutter etwas Falsches getan hat.«

6.5 Vorbereitung der Eltern auf die Wiederherstellung des Kontakts zu ihrem Kind

Wenn Eltern ein Kind viele Monate oder sogar jahrelang nicht gesehen haben, fällt es ihnen meist sehr schwer, sich eine erste Begegnung vorzustellen. Verständlicherweise haben sie das Gefühl, ihr Kind gar nicht mehr zu kennen, nicht zuletzt weil sie nur sehr spärlich über seine Interessen, Freundschaften und sozialen Aktivitäten informiert sind. Hat der distanziertere Elternteil sein Kind in neuerer Zeit gesehen, waren solche Treffen möglicherweise nur kurz und fanden unter dem

Einfluss der negativen Haltung des Kindes oder des beherbergenden Elternteils statt, der bei diesen Kontakten eventuell sogar anwesend war und sich gezwungen fühlte, sie zu ermöglichen. Distanziertere Eltern sagen oft, sie wüssten nicht, was sie erwarte, und fast immer werfen sie dem näheren Elternteil vor, ihnen wichtige Informationen über das Kind vorenthalten zu haben. Der Kliniker kann den näheren Elternteil darauf refokussieren, wie es für das Kind sein könnte, den distanzierteren Elternteil zu treffen. Der Antwort »Ich weiß es nicht« kann man mit der Aufforderung entgegentreten, sich »*ein* Kind« vorzustellen – also nicht »*Ihr* Kind« –, das seine Mutter oder seinen Vater lange nicht gesehen hat. »Was meinen Sie, was im Kopf dieses Kindes vor sich gehen mag? Und was könnte das Kind über den Elternteil, bei dem es lebt, denken, der, wie es weiß, den anderen Elternteil nicht ausstehen kann?«

Den Elternteil in eine reflektierende Haltung gegenüber einem hypothetischen »anderen Kind« zu versetzen kann Mentalisierungsprozesse anregen, die, bezogen auf das eigene Kind, zunächst zu nichts führen würden – denn ein hypothetisches Szenario ist in der Regel nicht mit Emotionen belastet. Ebenso kann die an einen Elternteil gerichtete Aufforderung, sich in die mentalisierende Haltung beider Eltern eines hypothetischen Kindes zu versetzen, eine Brücke zur Untersuchung der eigenen Gedanken und Gefühle schlagen und es den Betreffenden ermöglichen, über die eigenen Ängste und Hoffnungen zu sprechen und darüber, wie man damit vor der ersten Wiederbegegnung des Kindes mit dem distanzierteren Elternteil fertigwerden kann. Ob und wie Eltern diese Unterstützung nutzen, liefert einen Hinweis auf ihre Fähigkeit und Bereitschaft, ihr Kind und sich selbst zu mentalisieren: Es ist ein Aspekt ihrer Fähigkeit, sich auf Interventionen einzulassen, und beeinflusst klinische Meinungen und Entscheidungen, welche die Form und Realisierbarkeit jeder weiteren therapeutischen Arbeit betreffen.

6.6 Vorbereitung eines Kindes auf die Wiederherstellung des Kontakts zu seinem distanzierteren Elternteil

Der *Family-Ties*-Ansatz zielt darauf ab, *beiden* Eltern die Hauptverantwortung für die Vorbereitung des Kindes auf Kontakt zum distanzierteren Elternteil zu übertragen. Der Kliniker trägt dazu bei, indem er auf die Bedeutung solchen Kontakts hinweist und die potenziell negativen Auswirkungen erwähnt, unter denen Kinder leiden können, wenn sie keinen direkten Kontakt zu einem der Elternteile haben. Man kann die wissenschaftlichen Untersuchungen, die in den Kapiteln 1 und 2 erwähnt wurden, hierzu heranziehen, und anschließend einen Blick in die Zukunft werfen und die Eltern auffordern, darüber nachzudenken, wie es für ihr Kind sein könnte, mit einer negativen Repräsentation ihres abwesenden Elternteils aufzuwachsen – beispielsweise wenn das »Kind« 15, 20 oder 30 Jahre alt ist. Diese Aufgabe erfordert, dass die Eltern die mutmaßlichen Gedanken, Gefühle und Intentionen ihres Kindes von ihren eigenen trennen. Auch wird den Eltern geholfen, sich mit den komplexen Gefühlen zu befassen, die durch die Verweigerung jeglichen Kontakts zum distanzierteren Elternteil entstehen können – etwa Gefühle der Wut, Verlassenheit und Schuld –, und mit der potenziell langfristigen Wirkung solcher Gefühle, wenn sie weiterhin bestehen bleiben. Den Eltern wird empfohlen, darüber nachzudenken, ob ein in einer Atmosphäre körperlicher und emotionaler Sicherheit stattfindender Kontakt zum distanzierteren Elternteil es dem Kind ermöglichen würde, diese Gefühle aufzulösen, beispielsweise indem es selbst erlebt, dass es von dem abwesenden Elternteil nicht verlassen oder völlig zurückgewiesen worden ist. Bei den näheren Elternteilen kann die Angst davor, das Kind an den Expartner zu verlieren, starke Emotionen hervorrufen und jedes Nachdenken über die Wiederherstellung des Kontakts zum distanzierten Elternteil blockieren. Deshalb muss unbedingt zunächst das emotionale Erleben des betreffenden Elternteils untersucht werden, bevor starre Überzeugungen und scheinbar obstruktive Verhaltensweisen untersucht werden. Ist ein dem Kind nahestehender Elternteil gegenüber der empfohlenen Arbeit an der Wiederherstellung direkten Kontakts misstrauisch, kann der Kliniker darauf eingehen, indem er mit dem Elternteil zusammen nach Möglichkeiten sucht, einen für das Kind risikofreien Kontakt sicherzustellen. Dies kann die Festlegung von Kontaktregeln erforderlich machen, mit denen sich *beide* Eltern einverstanden erklären. Sie können z. B. Folgendes festlegen: eine strikte Begleitung des Kontakts; das zeitlich versetzte Eintreffen beider Parteien in den Räumlichkeiten, wo der Kontakt stattfindet; entsprechendes zeitversetztes Aufbrechen von dort; regelmäßige Pausen während des Kontakts.

Es kommt nicht selten vor, dass anfangs der nähere Elternteil ausdrücklich den Kliniker bittet, das Kind davon zu überzeugen, den

Kontakt zum distanzierteren Elternteil wieder aufzunehmen. Eine solche Bitte ist meist Ausdruck einer ambivalenten Haltung des näheren Elternteils – nämlich dass er im Grunde nicht voll hinter einer Kontaktwiederaufnahme steht und das indirekt an das Kind kommuniziert. Die Aufgabe des Klinikers ist es, dem näheren Elternteil zu verstehen zu helfen, dass es im besten Interesse des Kindes ist, zu *beiden* Eltern eine Beziehung zu haben und dass es eine rein elterliche Aufgabe ist, die Argumente dafür zu liefern und das Kind zu überzeugen. Das kann in einem Minirollenspiel geprobt und durchgespielt werden, in dem der nähere Elternteil und der Kliniker in wechselnden Rollen die Positionen Kind und Elternteil einnehmen und mit verschiedenen Argumenten und Aufforderungen ausprobieren, was wohl auf das Kind am besten wirken würde, damit es ein Treffen mit dem anderen Elternteil akzeptiert. Nach der Generalprobe mit dem Kliniker kommt das Kind zum nächsten Treffen und hört diese Botschaft direkt und überzeugend vom näheren Elternteil. Kinder sind professionellen Helfern gegenüber oft misstrauisch, und wenn sie sich dem gewünschten Kontakt bisher verweigert haben, können sie eine Parteinahme des Klinikers für den distanzierteren Elternteil vermuten, der sie, wie sie glauben, zum Kontakt mit ihm gegen ihren eigenen Willen zu zwingen versucht. Kliniker sollten diese Rolle deshalb nicht übernehmen und sich stattdessen darauf beschränken, den näheren Elternteil darin zu unterstützen, den Kontakt zum distanzierteren Elternteil selbst zu fördern. Ein erster Schritt könnte sein, das Kind zu bitten, sich vorzustellen, wie der andere Elternteil sich angesichts des vorgeschlagenen Kontakts fühlt: »Was meinst du, was im Kopf deines Vaters vor sich geht, wenn wir mit ihm darüber sprechen, dass du Kontakt zu deiner Mutter aufnehmen solltest? Könntest du seine Gedanken hören, was würdest du dann wahrscheinlich hören?« Was das Kind daraufhin äußert, kann man anschließend mit dem Elternteil verifizieren oder falsifizieren. Antwortet das Kind mit dem Satz »Ich weiß es nicht«, kann der Kliniker mit ihm auf einem Blatt Papier spielerisch einen »Mind- oder Brain-Scanner« (Asen u. Fonagy 2014, S. 247) konstruieren, den der Kliniker zunächst über seinen eigenen Kopf und dann über den Kopf eines Elternteils hält: »Schau dir diesen Kopf an … meinen Kopf … Was meinst du, was ich in diesem Moment denke? Schau dir mein Gesicht und meine Augen an, und versuche herauszufinden, was da drinnen vor sich geht … Nun kannst du den Geist-Scanner über den Kopf deines Vaters halten – was könnte da drinnen vor sich gehen?«

6.7 Exploration der elterlichen Paarbeziehung

Wenn Eltern von Anfang an bereit und in der Lage sind, mit dem Kliniker in einem Raum zusammenzutreffen, kann man ihre aktuelle Beziehung als gemeinsam erziehende Eltern »live« erleben. Einige der Themen, die im Rahmen der gemeinsamen Arbeit mit beiden Eltern besonders häufig angesprochen werden, sind in Kasten 6.1 zusammengestellt:

- gegenseitiges Vertrauen und gegenseitiger Respekt
- Umgang mit Meinungsverschiedenheiten und Problemlösungsbemühungen
- Fähigkeit, einander zu hinterfragen, ohne dass es zu einer Eskalation kommt
- Umgang mit Stress
- Fähigkeit, sich selbst und den Expartner zu mentalisieren
- Bereitschaft/Fähigkeit, gemeinsam Entscheidungen zu treffen
- Fähigkeit, die Wirkung von Feindseligkeiten der Eltern auf ihr Kind zu erkennen
- Fähigkeit, das Kind vor den Feindseligkeiten zwischen seinen Eltern zu schützen
- Umgang mit unterschiedlichen kulturellen Erwartungen.

Kasten 6.1: Bereiche und Themen einer gemeinsamen Arbeit von Eltern

Worauf sich die Paartreffen der Eltern konzentrieren, hängt größtenteils von der Schwere und Chronizität des elterlichen Konflikts ab. In weniger schweren Fällen, wenn noch Kontakt zwischen den Expartnern besteht und das Kind ausreichend Zeit mit *beiden* Eltern verbringt, empfindet das Elternpaar die Kommunikation mit dem Expartner zwar vielleicht als belastend, schafft es aber, sie fortzusetzen. In solchen Fällen sollte man vor den Treffen mit dem Elternpaar gemeinsam einen Plan entwickelt haben, beispielsweise per E-Mail-Austausch unter Einbeziehung des Klinikers. Der Plan muss sich auf Abmachungen zwischen den Eltern konzentrieren und sich mit Themen beschäftigen, die aller Wahrscheinlichkeit nach in unmittelbarer Zukunft zur Sprache kommen.

Ist der Konflikt zwischen den Eltern schwerwiegender, empfiehlt sich ein sehr strukturiertes Vorgehen. Dazu sollte man beiden Eltern vor dem ersten gemeinsamen Treffen grundlegende Verhaltensregeln erläutern und sie zu Beginn jedes folgenden Treffens wiederholen. Die Regeln dienen dazu, ein sicheres Setting zu schaffen, in dem auf die Bedürfnisse der Kinder fokussiert werden kann: Der Kliniker stellt klar, dass das Treffen strikt moderiert werden wird; dass beide Eltern gleich viel Raum und Zeit, sich zu äußern, zur Verfügung haben werden; und dass gegenseitiges Unterbrechen nicht geduldet wird. Beide Eltern werden gebeten, eine Liste von Themen, über die gesprochen werden soll, zusammenzustellen, wobei es nur um Aspekte der gemeinsamen Erfüllung elterlicher Aufgaben gehen soll. Außerdem weist der Kliniker darauf hin, dass das Treffen beendet wird, wenn ein Elternteil oder beide in starke Erregung versetzt werden: Zunächst werde dann eine kurze Pause zum »Abkühlen« vorgeschlagen, und wenn das die Erregung nicht deutlich zu verringern vermöge, werde das Treffen beendet. Nachdem beide Eltern ihre Themenliste vorgelegt haben, erfolgt die Einigung darauf, mit welchem Thema das Gespräch beginnen soll. Die Eltern werden angehalten, sich abwechselnd zum jeweiligen Thema zu äußern und abwechselnd ein neues Thema zu wählen. Niemand darf länger als zwei Minuten ununterbrochen reden, wobei der andere Elternteil zuhört und dem Sprecher nicht das Wort abschneiden darf; der Zuhörer kann sich aber Notizen machen, um festzuhalten, worauf er später eingehen will. Beim Reden sollen beide Eltern nur den Kliniker anschauen und Fragen oder Antworten grundsätzlich an ihn richten, nicht an den Expartner. Bemerkungen, die den anderen Elternteil kritisieren oder beschuldigen, unterbindet der Kliniker sofort und erklärt, dass sie inakzeptabel sind und dass er das Treffen beenden muss, wenn solche Äußerungen weiterhin erfolgen. Die standhafte und abgrenzende Haltung des Klinikers ist für den Erfolg solcher Treffen essenziell. Bei sehr starker Erregung und offener Feindseligkeit kann das Treffen in zwei separaten Räumen fortgesetzt werden, wobei der Kliniker zwischen den Eltern pendelt und die das Kind betreffenden Botschaften zwischen ihnen übermittelt. Nach einigen solcher allmählich schneller werdenden Pendelbewegungen kann der Kliniker sich darüber äußern, wie er die Haltung des Kindes versteht und wie es ist, die Rolle eines »Vermittlers«, »Diplomaten« oder »Friedensstifters« zu spielen. Häufig erklären sich Eltern daraufhin bereit, wieder in einem Raum zusammenzukommen und sich fortan anders zu verhalten.

Während eines Treffens mit dem Elternpaar kann über verschiedene Themen gesprochen werden. Häufig geht es um Kontaktübergaberegelungen, und der Kliniker kann das Gespräch beispielsweise wie folgt fokussieren: »Wenn die Kontaktübergabe vor einem Supermarkt stattfindet und Sie, die Eltern, einander nicht grüßen – was meinen Sie, wie sich das auf Ihre Kinder auswirkt? Was könnten sie wohl in solch einem Augenblick denken? Und wenn der Vater/die Mutter die Kinder in Ihrer Wohnung anruft, wie könnten Sie Ihren Kindern dann signalisieren, dass Sie damit einverstanden sind?« Der Kliniker kann die Eltern in einem rasch improvisierten Minirollenspiel dazu anregen, sich in die Situation ihres Kindes zu versetzen. Das kann besonders wirkungsvoll sein, wenn jeder Elternteil nacheinander auf einem Kinderstuhl Platz nimmt und so dann noch mehr die Position des Kindes »fühlt«. Kurze »Enactments« (Minuchin 1977) dieser Art – hier handelt es sich um vom Kliniker initiierte Darstellungen von problematischen Familieninteraktionen – lassen Situationen aus dem realen Leben unter kontrollierten Bedingungen lebendig werden und veranschaulichen das Dilemma eines Kindes. Man kann ein solches Rollenspiel auch unterbrechen, um darüber nachzudenken, was im Kopf – und vielleicht auch dem Herzen – des Kindes in diesem Moment vor sich gehen könnte, und anschließend die Interaktionen eventuell »zurückspulen«, um weiter darüber zu reflektieren. Dem kann eine Reflexion darüber folgen, was die Eltern ändern könnten, um ihr Kind weniger zu belasten. Dies erlaubt es, andere, weniger belastende Möglichkeiten des Umgangs mit der Übergabe des Kindes an den Expartner und mit sonstigen eventuell problematischen Situationen zu entwickeln.

6.8 Beobachtung und Bewertung von Kind-Eltern-Interaktionen

Die Beobachtung und Beurteilung der Interaktionen zwischen einem Kind und seinen Eltern beginnt, wenn der Kliniker einen Elternteil und das Kind im Warteraum oder dort, wo die erste Begegnung stattfindet, begrüßt. Auch informelle Beobachtungen von gegebenenfalls anwesenden Rezeptionistinnen können nützliche Informationen liefern: z. B. wie ein Elternteil das Kind beruhigt und es auf das bevorstehende Treffen vorbereitet; wie er dem Kind gestattet, sich im Wartezimmer zu bewegen; ob und wie er dem Kind irgendwelche Grenzen setzt. Wichtig ist auch zu beobachten, wie sich das Kind vom Elternteil trennt und wie ihm die Trennung erklärt wird. Der Kliniker kann dazu ausdrücklich auffordern, indem er beispielsweise sagt: »Würden Sie bitte Ihrem Kind erklären, dass es nun allein mit mir reden soll?« Anschließend kann dann die Kommunikation des Elternteils mit dem Kind beobachtet werden.

In der Regel ist es schwerer, spontane Kind-Eltern-Interaktionen während formeller Treffen in einem klinischen Setting zu beobachten, insbesondere wenn der Kliniker sich für einen Frage-und-Antwort-Austausch entschieden hat oder wenn alle Anwesenden bemüht sind, sich von ihrer »besten Seite« zu zeigen. Will man »typische« Kommunikationsweisen und Beziehungsmuster zwischen Familienmitgliedern beobachten, kann man ganz bewusst Szenarien kreieren, die »Live«-Interaktionen und Enactments fördern. Es gibt eine Anzahl von Aufgaben, die man Familien stellen kann, um sie zu einer lebendigen Interaktion im Familienrahmen anzuregen; sie müssen allerdings dem Alter des Kindes angepasst werden. Was Kliniker sagen können, um »Livebeispiele« *für Eltern-Kinder*-Interaktionen zu stimulieren, ist im Kasten 6.2 illustriert:

- Hier sind ein paar Bausteine. – Was halten Sie davon, damit gemeinsam in den nächsten zehn Minuten etwas zu bauen?
- Hätten Sie Lust, jetzt eine Weile dieses Brettspiel zu spielen? Ich werde mich währenddessen im Hintergrund halten und beobachten, was passiert.
- Sprechen Sie miteinander darüber, was jedes Mitglied Ihrer Familie mag und nicht mag.
- Planen Sie für nächsten Sonntag einen gemeinsamen Ausflug.
- Rufen Sie sich den letzten Streit mit Ihrem Expartner in Erinnerung – wie er begann und wie er eskalierte. Diskutieren Sie jetzt noch einmal über die gleichen Themen wie in jener Situation.
- Ihr Kind tut nicht, was es nach Ihrer Vorstellung tun sollte. Ist das okay? Nein? Was werden Sie dagegen unternehmen?
- Ihr Kind verhält sich im Moment wirklich sehr gut erzogen. Was müssten Sie sagen oder tun, damit es die Art von Problemen erzeugt, derentwegen Sie hierhergekommen sind?
- Malen oder zeichnen Sie mit Ihrem Kind zusammen ein Bild von Ihrer Familie.

- Stellen Sie gemeinsam die »Zehn Gebote« bzw. die fünf Ihrer Meinung nach wichtigsten Regeln des Familienlebens zusammen.
- Diskutieren Sie darüber, an welche Regeln sich Ihr Kind bei der Benutzung des Handys/Rechners bzw. beim Spielen am Computer halten sollte.
- Veranschaulichen Sie mir, was im Zusammenhang mit Mahlzeiten in Ihrer Familie geschieht.
- Bringen Sie Ihr Kind jetzt dazu, die Hausaufgaben für die Schule zu erledigen.
- Lassen Sie das Kind die Rollen der Eltern und die Eltern die Rolle des Kindes spielen *(Rollenumkehr)* – und spielen Sie jeweils in dieser Besetzung typische Szenen aus dem Familienleben.
- Erklären Sie Ihrem Kind, was »sicher« bzw. »ungefährlich« und was eine gute oder unangenehme körperliche Berührung ist, und diskutieren Sie mit ihm darüber.
- Sprechen Sie mit der ganzen Familie über eine gemeinsam erlebte Situation, in der Sie sich alle sehr wohlgefühlt haben.
- Erklären Sie Ihrem Kind, warum Sie hierhergekommen sind und dass es sich einige Male mit mir allein wird treffen müssen.

Kasten 6.2: Ideen für die Generierung von »Livebeispielen« für Eltern-Kind-Interaktionen

Es sind auch klar strukturierte Messinstrumente für Eltern-Kind-Interaktionen entwickelt worden (z. B. Barnard a. Kelly 1990; DiPasquale 2000; Aspland a. Gardner 2003). Die *Marschak Interaction Method* (MIM) beispielsweise untersucht mithilfe strukturierter Aufgaben die Fähigkeit primärer Bezugspersonen, einem Kind Struktur zu bieten, es zu motivieren, zu unterstützen und zu fordern, und sie evaluiert die Fähigkeit des Kindes, auf die Bemühungen der Bezugsperson einzugehen (Lindaman et al. 2000). Eine interaktionsbasierte Messmethode, das *Squiggle Assessment* (Ensink et al. 2017), untersucht mithilfe einer neun Punkte umfassenden Skala drei Dimensionen der Fähigkeit von Eltern zur Reflexion und Empathie:

1. Interesse an der Subjektivität des Kindes
2. affektive Kommunikation und
3. dadurch die Fähigkeit zu spielen.

Zu beobachten, wie der nähere Elternteil mit dem Kind über den distanzierteren Elternteil spricht, ist von großem Interesse, da man dadurch wichtige Hinweise auf die Motivation zur Kontakt- und Beziehungsförderung des näheren Elternteils erhält. Entsprechende Einladungen zum Dialog mit dem Kind können lauten: »Könnten Sie Ihrem Kind erklären, warum Sie es für wichtig halten, dass es Kontakt zu seinem Vater/seiner Mutter hat? Könnten Sie Ihrem Kind erklären, worin seine/ihre Stärken bestehen?« Allerdings sollte man die Eltern vor dem Treffen, an dem das Kind teilnimmt, darüber informieren, dass sie darin mit den obigen Fragen konfrontiert werden. Entsprechend wird der distanziertere Elternteil aufgefordert, mit dem Kind über positive Aspekte des dem Kind näheren Elternteils zu sprechen. Der Charakter der sprachlichen Äußerungen des Kindes, seine Wortwahl sowie nonverbalen Signale und Reaktionen einschließlich eventueller Anzeichen für Widerstand tragen alle zur Entwicklung eines differenzierten Bildes von den Eltern-Kind-Interaktionen bei. Die Fähigkeit der Eltern, die bereits mit dem Kliniker geleistete Vorbereitungsarbeit auch während des Treffens mit dem Kind zu beherzigen, liefert weiterhin wertvolle Informationen über Bereitschaft und Fähigkeit, Verhaltensänderungen zu erwägen bzw. zu initiieren.

Oft ist auch eine formelle Untersuchung der Geschwisterbeziehungen sinnvoll (siehe Kasten 6.3), insbesondere wenn zu klären ist, ob Geschwister unterschiedlich viel Kontakt zum distanzierteren Elternteil haben oder bei welchem Elternteil sie leben sollen.

- Bindungen und andere Eigenschaften der Beziehungen zwischen Geschwistern
- Grad der emotionalen und physischen Konflikte und Auseinandersetzungen zwischen den Geschwistern
- Verhältnis jedes Kindes zu beiden Eltern (unter Berücksichtigung unterschiedlicher Missbrauchs-, Misshandlungs- und/oder Vernachlässigungserfahrungen) und ihre Auswirkung auf die Geschwisterbeziehungen
- Unterschiede hinsichtlich des Alters und, oft daraus resultierend, hinsichtlich der Bedürfnisse der einzelnen Kinder
- spezifische Rollen und Verantwortlichkeiten gegenüber jedem Elternteil.

Kasten 6.3: Aspekte der formellen Untersuchung von Geschwisterbeziehungen

6.9 Das umfassendere System: Erweiterte Familie und Kultur

Häufig werden Mitglieder der beiden Ursprungsfamilien von Eltern aktiv in einen *relational war* (van Lawick a. Visser 2015) – also einen »Beziehungskrieg« oder »Verwandtenkrieg« – einbezogen. Dies kann auch die neuen Partner und ihre Ursprungsfamilien sowie Nachbarn und Freunde, Schulkameraden, Arbeitskollegen und professionelle Helfer betreffen. Mitglieder der erweiterten Familien und der Freundeskreise ergreifen oft Partei für einen Elternteil, den sie als Opfer der Unvernunft, wenn nicht gar Böswilligkeit des anderen ansehen. Netzwerktreffen (siehe Kap. 3) sind eine ausgezeichnete Möglichkeit, zu Mitgliedern des umfassenderen Systems in Kontakt zu treten und herauszufinden, inwieweit sie bereit und in der Lage sind, die Fokussierung auf die Bedürfnisse der involvierten Kinder zu unterstützen.

Bei der Arbeit mit Eltern und Kindern sind Wissen über und Verständnis für unterschiedliche kulturelle Systeme und Sitten, etwa von Verwandtschaftsmustern sowie von gebräuchlichen Arten elterlichen Verhaltens, wichtig. Darüber hinaus erhöht die Vielfalt heutiger »Subkulturen« – Gruppierungen von Menschen, die sich von der Gesellschaft, in die sie eingebettet sind, unterscheiden – die Komplexität der Problematik erheblich. Allerdings gibt es auch viele Familien ohne starke Identifikation mit den Traditionen ihrer Vorfahren, die sich für eine Identität entscheiden, die auf einer Religion, auf säkularer Urbanität oder auf einer Kombination kulturübergreifender Einflüsse basiert. Was auch immer die »Kultur« einer Familie beinhalten mag – ob es sich dabei um ihre tatsächlichen Werte, ihre Überzeugungen oder um Gepflogenheiten handelt –, wird häufig nur im Sinne der ethnischen Herkunft gesehen, und das Verhalten einer Familie wird durch eine implizite »Erwartungslinse« betrachtet (Connolly et al. 2006). Dies riskiert allerdings, Familien darauf zu reduzieren, dass sie lediglich ein kulturelles »anderes« sind, und ihre relevanteren Identitäten, die beispielsweise auf ihrer Klassenzugehörigkeit oder ihrer religiösen Überzeugung basieren, zu übersehen.

Ein starkes Gefühl für die familiäre kulturelle Vorgeschichte sowie die Kenntnis von Traditionen und Gebräuchen hilft Kindern, für sich selbst eine positive Identität zu entwickeln, und es kann ein Zugehörigkeitsgefühl entstehen, das für ihre psychische Gesundheit sehr wichtig ist (Raman 2006). Die Zugehörigkeit zu und das Praktizieren zweier Religionen können sich als wichtiger Auslöser für Konflikte zwischen Eltern erweisen. Entstammen sie unterschiedlichen kulturellen und ethnischen Milieus und/oder gehören sie unterschiedlichen Religionen an, tauchen häufig Probleme auf, die mit den Bedürfnissen der Kinder nach einer kulturellen Identität und mit der Frage, auf welche Weise sie diese wie auch immer beschaffene Identität nach der Trennung ihrer Eltern leben können, zusammenhängen. Kinder haben manchmal »kulturelle Konflikterlebnisse«, wenn sie glauben, dass sie sich – möglicherweise aus Loyalität dem ihnen näheren Elternteil gegenüber – für *eine* Kultur und gegen eine andere entscheiden müssen. Für die Ablehnung des kulturellen Erbes eines Elternteils muss das Kind manchmal einen hohen Preis bezahlen, weil es sich damit gleichzeitig von einem wichtigen Aspekt seiner Identität lossagt. Die kulturellen Bedürfnisse eines Kindes und ob und wie sie erfüllt werden zu beurteilen, ist eigentlich immer eine wichtige Aufgabe, und das gilt nicht nur für Fälle, in denen sich die Familie zu einer bestimmten religiösen Überzeugung bekennt.

Die Flexibilität oder sogar Toleranz eines Elternteils hinsichtlich der Überzeugungen des anderen Elternteils zu beurteilen ist sehr wichtig. Religiöse Toleranz und Flexibilität können für ein Kind, das in einer exklusiven ultraorthodoxen Gemeinschaft – ob jüdisch, muslimisch oder christlich – aufgewachsen ist, zu einem wichtigen Thema werden, wenn ein Elternteil beschließt, diese Gemeinschaft zu verlassen. Solche Entscheidungen können für Kinder, die noch von den Eltern abhängig sind, gewaltige Konsequenzen haben, wenn der Elternteil, der die Gemeinschaft verlässt, von ihr sozusagen verteufelt wird. Den Kindern werden dann die negativen Urteile, die dem von ihnen geliebten Elternteil angehängt werden, schmerzlich bewusst, und dies kann mit der – direkten oder indirekten – täglichen Verunglimpfung des »abtrünnigen« Elternteils in der konfessionsgebundenen Schule der Kinder einhergehen. Oft fordern solche Gemeinschaften von dem verbleibenden Elternteil, jeden weiteren Kontakt zwischen dem Kind und dem »abtrünnigen« Elternteil zu unterbinden; in solchen Fällen wird Religion offenbar als wichtiger angesehen als das wohlverstandene Interesse der Kinder, nämlich eine möglichst gute Beziehung zu *beiden* Eltern aufrechtzuerhalten.

6.10 Integration der Befunde und Interventionsplanung

Zwar sollten sowohl die Begutachtung als auch die Entwicklung einer klinischen Formulierung miteinander verflochten und ein kontinuierlicher Vorgang sein, aber es empfiehlt sich dennoch an bestimmten Punkten die Arbeit formeller zu überdenken, damit über die nächsten Schritte entschieden werden kann, ganz gleich, ob es sich dabei um detailliertere Untersuchungen, Gutachten oder therapeutische Interventionen handelt. Regelmäßige Feedbacktreffen und Lagebesprechungen, wobei die Eltern, deren Unterstützungssysteme und direkt involvierte Fachleute nach den anfänglichen Untersuchungen eine schriftliche Zusammenfassung der Ergebnisse erhalten. Die Zusammenfassung von Informationen aus unterschiedlichen Kontexten ist für das Verständnis von Triangulierungsprozessen entscheidend; beispielsweise kann ein Elternteil so lange zu ausgezeichneten mentalisierenden Interaktionen mit seinem Kind in der Lage sein, bis sein Verhältnis zum anderen Elternteil zur Sprache kommt; ein Kind kann sehr ängstlich und anklammernd reagieren, wenn von seinem Kontakt zu einem distanzierteren Elternteil die Rede ist, obwohl es sich völlig selbstverständlich auf den Kontakt einlässt, wenn dieser Elternteil das Kind z. B. von der Schule abholt; manchmal ist ein Kind auch in der Lage, über die guten Erlebnisse mit einem distanzierteren Elternteil zu berichten, solange ein Bruder oder eine Schwester nicht anwesend ist.

Beim Treffen von Entscheidungen über weitere Untersuchungen und eventuelle therapeutische Intervention sollten drei wichtige Fragen angesprochen werden:

1. Wie stark ist das Kind infolge des Konflikts zwischen seinen Eltern in schädliche Triangulierungsprozesse verwickelt?
2. Sind beide Eltern in der Lage, die Bedürfnisse des Kindes zu erfüllen, einschließlich seines Bedürfnisses, eine Beziehung zu *beiden* Eltern zu unterhalten?
3. Vermag das umfassendere System weitere therapeutische Interventionen zu unterstützen?

Wir werden uns mit diesen Fragen nun nacheinander beschäftigen und sie zu diesem Zweck zu den drei Fallbeispielen in Beziehung setzen, die in den Kapiteln 1 und 5 sowie im vorliegenden Kapitel beschrieben werden.

6.10.1 Verstrickung des Kindes in Triangulierungsprozesse

Die unterschiedlichen, einander aber überschneidenden Triangulierungsprozesse, die in Kapitel 1 beschrieben wurden, können einen nützlichen Rahmen für die Beantwortung folgender Fragen bieten:

- In welchem Maße ist die Beziehung eines Kindes zu beiden Eltern geschützt?
- Wie stark ist ein Kind dem elterlichen Konflikt ausgesetzt?
- Wie angemessen ist die »Distanz« zwischen einem Kind und den Eltern?

Falls es Hinweise darauf gibt, dass die Beziehung zu einem Elternteil oder zu beiden Eltern verunglimpft wird, ist es hinsichtlich des *Schutzes der Beziehung* wichtig, diesen Prozess und die Art, wie er sich auf die Repräsentation des distanzierteren Elternteils beim Kind ausgewirkt hat, zu verstehen. Rahul (siehe Kap. 1) fing an, seinen Vater abzulehnen, und seine Schwester schloss sich dem dann an; die Mutter der beiden Kinder fühlte sich vom Vater geächtet und eingeschüchtert, und ihr Vater fühlte sich ausgeschlossen und war darüber aufgebracht. Der Kliniker kam zu der Überzeugung, dass die Mutter die Sicht des Vaters bei den Kindern unabsichtlich negativ beeinflusst hatte, weil sie ihre eigenen Gefühlszustände mit denjenigen ihrer Kinder verwechselt hatte. Nach einigen weiteren Treffen war der Kliniker der Meinung, dass sich die Mutter vor ihrem Exmann wirklich gefürchtet hatte und dass sie auch um das Wohl ihrer Kinder, wenn sie ihren Vater besuchten, besorgt gewesen war. Der Kliniker meinte aber, dass diese Furcht weitgehend unbegründet war, und empfahl deshalb eine therapeutische Intervention, die die Fähigkeit der Mutter stärken sollte, sich zu vergegenwärtigen, wie es sich langfristig auswirken würde, wenn ihre Kinder sich vor ihrem Vater fürchteten, und die außerdem ihre Mentalisierungsfähigkeit verbessern und sie so dazu befähigen sollte, Rahul und Marina besser auf künftige Kontakte mit ihrem Vater vorzubereiten. Es zeigte sich, dass die Mutter die therapeutischen Interventionen gut nutzen konnte.

Im Gegensatz dazu gelangte der Kliniker zu dem Schluss, dass Sarahs Eltern (siehe Kap. 4) sich gegenseitig verteufelten. Sie hatten aus dem Blick verloren, dass ihre Tochter durch ihren Streit in einen Triangulierungsprozess verstrickt worden war, mit dem Ziel, ihrem jeweiligen Standpunkt zum Sieg zu verhelfen. Den Eltern erschien es unmöglich, sich von den Anschuldigungen, die sie gegeneinander vorgebracht hatten, zu lösen und Sarah zu helfen, eine bessere Beziehung zu ihnen beiden zu unterhalten. Der Kliniker gelangte zu der Überzeugung, dass eine auf die Mutter zielende therapeutische Intervention, die der Wiederherstellung des Kontakts zwischen Sarah und ihrem Vater zugutekommen sollte, nicht zum Ziel führen würde und dass der Kontakt zwischen Sarah und ihrem Vater unter Supervision stattfinden sollte; dies sollte verhindern, dass der Vater in Sarahs Gegenwart die Mutter schlechtmachen würde. In Ninas Fall (in diesem Kap.) gelangte der Kliniker zu der Auffassung, dass der Vater die Beziehung des Kindes zu seiner Mutter in der Vergangenheit nicht voll unterstützt hatte, aber während der Treffen damit begonnen hatte, dies zu korrigieren. Ihm war klar geworden, dass er Nina nicht immer effektiv vor seinen sehr negativen Gefühlen seiner Exfrau gegenüber bewahrt hatte, und er schien nun bereit und in der Lage, den Kontakt zu fördern.

Wenn ein Kind *dem elterlichen Konflikt ausgesetzt* ist, kann das seine Loyalität einem Elternteil gegenüber unverhältnismäßig stark anfachen und negative Botschaften dem distanzierteren Elternteil gegenüber verstärken. In jedem Fall sollte der Kliniker überprüfen, wie stark das Kind dem Konflikt ausgesetzt war, und herausfinden, ob die Eltern in der Lage sind, durch effektives Mentalisieren die Auswirkung ihrer Konflikte auf das Kind zu verhindern und es in Zukunft davor zu schützen. Rahul und Marina waren wiederholt dem Konflikt zwischen ihren Eltern unabsichtlich ausgesetzt gewesen, beispielsweise wenn sie ihre Eltern auf der Straße miteinander streiten sahen und wenn sie miterlebten, wie schlecht es ihrer Mutter ging. Beide Eltern schienen die negative Wirkung, die dies auf ihre Kinder hatte, zu erkennen, aber der Vater war der Meinung, dass »die Kinder zumindest sehen konnten, dass ich für sie kämpfe«. Sarah hingegen war aktiv in den Konflikt involviert und wurde von der Mutter animiert, gegenüber professionellen Helfern Anschuldigungen gegen ihren Vater vorzubringen; dafür dankte die Mutter ihr mit Beifall und durch besondere Zuwendung. Auch Nina war unabsichtlich mit elterlichen Konflikten konfrontiert worden, aber ihre beiden Eltern bemühten sich aktiv, jede weitere Konfrontation ihrer Tochter mit ihren Partnerschaftskonflikten zu verhindern.

Angemessenheit und Grad der Nähe/Distanz eines Kindes zu beiden Eltern zu untersuchen ist eine weitere wichtige Dimension der Arbeit. Faktoren wie das Alter des Kindes, die Erfahrungen, die es mit beiden

Eltern gemacht hat, und der umfassendere familiäre und kulturelle Kontext sind dabei relevant.

Im Fall von Rahul und Marina (Kap. 1) schien die Mutter beide Kinder in übertriebener Weise zu beschützen, und allem Anschein nach unterhielt sie eine unangemessene Partnerschaft mit Rahul. In Anbetracht dessen, dass beide Kinder seit langer Zeit keinen Kontakt zu ihrem Vater gehabt hatten, schien die physische und emotionale Distanz zwischen den Kindern und dem Vater in keinem nachvollziehbaren Verhältnis zu irgendeiner Schädigung zu stehen, die sie unter seiner Obhut hätten erleiden können. Dies trug erheblich zu ihrer verzerrten Sicht auf den Vater bei. Der Kliniker empfahl therapeutische Interventionen, die darauf zielten, die Distanz zu verringern und eine engere Beziehung zwischen den Kindern und ihrem Vater zu fördern.

Die Beziehung zwischen Sarah und ihrer Mutter (siehe Kap. 4) wurde als »verstrickt« eingeschätzt, weil die Mutter Sarah wie eine Vertraute behandelte und sie zur Mitwisserin von eigentlich nur für Erwachsene bestimmten Informationen machte. Diese unabgegrenzte, »übermäßige Nähe« verhinderte, dass Sarah in der Beziehung zu ihrem Vater irgendwelche Fortschritte erzielen konnte. Dies war besonders deutlich, als ihre Panik beim Anschauen einer Videobotschaft ihres Vaters in Gegenwart ihrer Mutter eskalierte und in Abwesenheit der Mutter deutlich abnahm. Die emotionale und physische Distanz zu ihrem Vater könnte man teilweise als Sarahs Versuch erklären, mit der Diskrepanz zwischen den Narrativen ihrer beiden Eltern fertigzuwerden; andererseits konnte man sie aber auch zu ihren direkten Erlebnissen unter der Obhut ihres Vaters in der Vergangenheit in Beziehung setzen. In seiner therapeutischen Intervention wollte der Kliniker die Distanz zwischen Sarah und ihrer Mutter vergrößern und gleichzeitig die Distanz zwischen ihr und ihrem Vater verringern, ohne die von ihm ausgehenden Risiken zu verstärken.

Die Distanz zwischen Nina und ihrer Mutter (siehe dieses Kap.) war nach der Offenlegung des Missbrauchs durch Letztere größer geworden, und die Position ihres Vaters hatte diese Distanz noch verstärkt. Obwohl eine gewisse Distanz zunächst vielleicht angemessen gewesen war, gelangte der Kliniker zu der Überzeugung, dass dies für Nina nicht mehr von Nutzen und dass eine vorsichtige Verringerung der Distanz erforderlich sei, damit es Nina möglich war, einige schwierige Empfindungen aufzulösen und die positiven Aspekte der Beziehung zu ihrer Mutter zu bewahren. Doch weil die Mutter augenscheinlich anfangs nicht in der Lage war, die Wirkung einiger ihrer

Verhaltensweisen auf ihre Tochter zu erkennen, musste der Kontakt zu ihr fürs Erste eingeschränkt bleiben.

Wie stark ein Kind Triangulierungsprozessen ausgesetzt war, kann sich auch in seinen Bindungsmustern, Familienrepräsentationen und Interaktionen von Angesicht zu Angesicht spiegeln. Während Rahul und Marina (Kap. 1) auf ihren Vater wütend waren, gegen Treffen mit ihm Widerwillen entwickelt hatten und ihm sehr abweisend gegenüberstanden, war es dank der Hilfe der Mutter nicht schwierig, sie dazu zu bringen, direkten Kontakt zu ihm aufzunehmen. Sarah (Kap. 4) hingegen entwickelte Panik und eine desorganisierte Reaktion angesichts der bevorstehenden Begegnung mit dem Vater in Gegenwart der Mutter; wohingegen Nina (in diesem Kap.) ängstlich war, sich dem Kontakt zu ihrer Mutter aber nicht entzog, sofern er begleitet war und sie selbst seine Häufigkeit und Dauer beeinflussen konnte.

6.10.2 Die elterliche Fähigkeit, die primären Bedürfnisse des Kindes zu erfüllen

Abgesehen vom Verständnis von Art und Schweregrad der Triangulierungsprozesse, in die das Kind verwickelt wird, muss der Kliniker Informationen über die Ressourcen jedes Elternteils, ihr Kind vor den elterlichen Konflikten zu schützen, sammeln, was ihre Fähigkeit, Unterstützung und Interventionen zu nutzen, einschließt. So untersucht der Kliniker eine Anzahl spezifischer Bereiche von Elternkompetenzen (siehe hierzu Kasten 6.4), um sich ein Bild von der Realisierbarkeit von wie auch immer gearteten therapeutischen Interventionen machen zu können und ihren Fokus und ihre Intensität zu planen:

- Fähigkeit beider Eltern, die Grundbedürfnisse ihres Kindes zu erfüllen
- Fähigkeit beider Eltern, ihr Kind und seine Bedürfnisse mit den Augen des anderen Elternteils zu sehen und sich »in die Schuhe« des Kindes zu versetzen und aus dieser Perspektive beide Eltern anzuschauen
- Fähigkeit beider Eltern, darüber zu sprechen, wie wichtig es für das Kind ist, dass beide Eltern an seinem Leben teilhaben, und Pläne zu entwickeln, die dies ermöglichen, einschließlich der Einigung auf Ziele für entsprechende therapeutische Interventionen
- Fähigkeit und Bereitschaft beider Eltern, zu erforschen und zu analysieren, wie Interaktionsmuster der Kommunikation zwischen

ihnen das Kind in einen Triangulierungsprozess verstricken und Loyalitätskonflikte hervorrufen können

- Fähigkeit beider Eltern, sich zu vergegenwärtigen, wie ihr bisheriges Verhalten zum Leiden ihres Kindes beigetragen haben könnte, einschließlich der eigenen negativen Sicht auf ihren Expartners und dessen, wie sie diese Sicht dem Kind absichtlich oder unabsichtlich übermittelt haben könnten
- Fähigkeit und Bereitschaft beider Eltern, partnerschaftlich für das Wohl des Kindes zu arbeiten.

Kasten 6.4: Dimensionen von Elternkompetenzen

6.10.3 Netzwerkinterventionen

Wenn Kliniker weitere therapeutische Interventionen empfehlen, ist ihr Erfolg eher unwahrscheinlich, wenn wichtige Mitglieder der Familie und des umfassenderen Systems nicht in sie einbezogen werden. Struktur, Ansichten und Meinungen der jeweiligen sozialen Netzwerke getrennt lebender Eltern tragen einerseits zum Wohlergehen der beiden Expartner bei, sie können sich aber auch wie ein Clan oder das Klischee eines »primitiven Stammes« verhalten und aus Loyalität ihrem Sippenmitglied gegenüber alle Versöhnungsversuche aktiv behindern und sich unkritisch hinter den betroffenen Elternteil stellen. Deshalb ist es sinnvoll, von Anfang an konkret zu überlegen, wie man die verschiedenen Parteien und Clans, die sich nach und nach um das Kind formieren, erreicht, ganz gleich, ob es sich dabei um die neuen Partner beider Eltern handelt, um Mitglieder der erweiterten Familie, um involvierte Helfer, um loyale Freunde oder um wichtige Personen aus dem sozialen oder religiösen Umfeld. Hauptziel ist, den Eltern nahezubringen, dass ihr Kind eine »hinreichend gute« Beziehung nicht nur zu seinen beiden Eltern, sondern auch zu den signifikanten Personen aus den Ursprungsfamilien beider Eltern und ihren jeweiligen sozialen Netzwerken haben sollte. Häufig wird die Position eines Elternteils von Mitgliedern seiner Ursprungsfamilie oder von einem neuen Partner gestützt, was beides absichtlich oder unabsichtlich die Aufrechterhaltung eines dysfunktionalen Musters fördert. Jede therapeutische Arbeit sollte deshalb wichtige »Verbündete« der beiden Eltern direkt einbeziehen (van Lawick a. Visser 2015).

7 Wiederherstellung und Aufrechterhaltung des Kontakts

Eines der wichtigsten Charakteristika des *Family-Ties*-Ansatzes ist, dass er so großen Wert darauf legt, Eltern zu helfen, sich selbst, einander und ihre Kinder besser zu mentalisieren. Wenn Kinder einen Elternteil lange nicht gesehen haben, wird vordringlich an der Wiederherstellung und dann an der Aufrechterhaltung des Kontakts zum distanzierteren Elternteil gearbeitet. Der *Family-Ties*-Ansatz ist in solchen Fällen bemüht, die Kinder zu desensibilisieren und sie allmählich wieder mit dem Elternteil, zu dem sie so lange keinen Kontakt hatten, vertraut zu machen; parallel dazu wird mit Eltern und Kind(ern) an der gemeinsamen Entwicklung eines kohärenten Narrativs über Kontakt und wichtige Familienereignisse gearbeitet mit dem Ziel, beim Kind die Widersprüchlichkeiten im Verständnis der komplexen Situation, in der es sich befindet, aufzulösen (Asen a. Morris 2016).

Herr K. hatte seine Tochter seit fünf Jahren nicht gesehen. Die Mutter hatte das Kind in ein anderes Land entführt, als es fünf Jahre alt gewesen war, und nur mithilfe von Interpol und aufgrund der Genfer Konvention war es möglich gewesen, Mutter und Tochter aufzuspüren. Arianna war elf Jahre alt, als sie und ihre Mutter nach Großbritannien ausgeliefert wurden. Das Familiengericht hatte daraufhin eine Begutachtung des Kindes angeordnet, bei der es darum ging, die Frage des Kontakts zwischen dem Mädchen und dem Vater zu regeln. Arianna lehnte jede Form von Kontakt zu ihrem Vater ab, weil ihre Mutter behauptet hatte, der Vater sei pervers und habe sie als kleines Kind sexuell missbraucht – obwohl ein Gericht fünf Jahre zuvor festgestellt hatte, dass es für diese Anschuldigungen keinerlei Belege gab. Im Laufe der Einzelarbeit mit dem Vater wurde empfohlen, dass er eine an Arianna gerichtete kurze Videobotschaft aufnehmen solle. Dies tat er und entwickelte dabei viel Fantasie, indem er Objekte und Karten benutzte, die Arianna als kleines Kind für ihn hergestellt hatte. Er versuchte auf diese Weise, bei seiner Tochter positive Erinnerungen zu wecken. Dann wurde die Mutter gebeten, sich die Videobotschaft anzuschauen, und nach ihrer Einschätzung war es »in Ordnung«, Arianna das Video vorzuführen. Doch eine Woche später, als die beiden beteiligten Kliniker in Gegenwart der Mutter Arianna das Video zeigten, schloss Arianna bei der Vorführung die Augen, steckte sich Finger in die Ohren und tat so, als würde sie nichts hören. Sie reagierte verärgert und fuhr die Kliniker an: »Warum soll ich mir dieses Video von dem Mann ansehen, der mich missbraucht hat? Er ist ein Lügner und Perverser!« Dann setzte sie sich auf den Schoß ihrer Mutter und vergrub den Kopf an ihrer Brust. Aufforderungen des Klinikers folgend, bat die Mutter Arianna mehrmals, sich das Video anzuschauen, wobei sie der Tochter zusagte, dass sie immer für ihre körperliche und emotionale Sicherheit sorgen werde. Daraufhin willigte Arianna ein. Anschließend wurde sie auf den ersten direkten Kontakt mit ihrem Vater vorbereitet. Dem Kind wurde erklärt, warum dieser Kontakt wichtig sei, und ihr wurde zugesichert, dass ihr Vater keine Gefahr für sie darstelle, da die Kliniker bei dem Kontakt immer dabei wären. Die Annäherung begann damit, dass Arianna den Vater zuerst aus großer Entfernung durch ein Fernglas betrachtete und ihm dann ein wenig näher kam. Nach etwa 30 Minuten war es ihr möglich, mit ihrem Vater im gleichen Raum zusammen zu sein, allerdings schweigend und, von ihm abgewandt, die Wand anstarrend. Fortschritte in dieser Annäherung stellten sich nur sehr zögerlich ein, doch die unermessliche Geduld des Vaters bewirkte, dass Arianna nach einigen Wochen tatsächlich anfing, mit ihrem Vater zu sprechen, wenn auch zunächst recht konfrontativ. Alle Kontakte zwischen Arianna und dem Vater fanden in Gegenwart der Kliniker statt, und die Mutter erklärte, solange die Kontakte unter Aufsicht von vertrauenswürdigen Personen stattfänden, sei sie damit einverstanden. Später willigte sie sogar ein, dass die Großmutter väterlicherseits, zu der Arianna ein sehr gutes Verhältnis gehabt hatte, bevor ihre Treffen mit ihrem Vater unterbunden worden waren, diese Rolle übernahm. Die Kontakte wurden dann allmählich aus dem klinischen Setting in Cafés und Einkaufszentren verlagert, und nach fünf weiteren Monaten fanden sie in der Wohnung des Vaters statt. Vater und Tochter waren mittlerweile sehr entspannt, wenn sie zusammentrafen, und Arianna lernte auch die neue Ehefrau des Vaters und ihre beiden Stiefschwestern kennen. Wieder ein paar Monate später schlugen die Kliniker Treffen beider Eltern vor, bei denen an der Entwicklung eines kohärenten Narrativs gearbeitet werden sollte, das Arianna die familiäre Situation in ihren ersten Lebensjahren zu erklären versuchte. Es erforderte vier Treffen mit beiden Eltern, dieses Ziel zu erreichen, und schließlich organisierten die Kliniker ein gemeinsames Treffen mit Arianna und beiden Eltern bei dem Arianna erstmals das von ihnen vorgetragene gemeinsam erarbeitete Narrativ hörte.

7.1 Desensibilisierung und abgestufte Exposition

In der Regel erstreckt sich eine abgestufte Exposition, die auf den distanzierteren Elternteil bezogen ist, über eine ziemlich kurze Zeitspanne (4–6 Wochen), wobei die Treffen anfangs sehr dicht aufeinanderfolgen. Den Grund für die Desensibilisierungsarbeit muss man sowohl beiden Eltern als auch dem Umfeld des betroffenen Kindes erklären. Unabhängige Quellen, etwa die Lehrer des Kindes, können darüber befragt werden, wie das Kind sich an den Tagen nach den ersten Kontakten verhalten hat. Die Wünsche des Kindes bezüglich der Frequenz der abgestuften Expositionen sollten in solchen Fällen berücksichtigt (Fidler et al. 2013) und in die weitere Gestaltung der Arbeit einbezogen werden. Wenn chronische Triangulierungsprozesse im Spiel sind und vermutet wird, dass der dem Kind nähere Elternteil den Kontakt zum distanzierteren Elternteil aktiv unterminiert, ist gesonderte Arbeit mit Ersterem erforderlich, um echte Fortschritte zu ermöglichen (Garber 2011). Stellt sich dann heraus, dass der dem Kind nähere Elternteil den Kontakt des Kindes zum Expartner nicht zu unterstützen vermag, kann ein anderes Familienmitglied oder ein professioneller Helfer das Kind bei der Kontaktaufnahme zum Vater unterstützen. Das ist aber nur sinnvoll, wenn Grund zu der Annahme besteht, dass der Kontakt in Zukunft nicht durch den dem Kind näheren Elternteil oder durch andere Mitglieder seiner Familie beeinträchtigt oder verhindert werden wird. Ob diese Gefahr besteht, ist in der Regel daran zu erkennen, dass hinsichtlich der Kontaktentwicklung keine Fortschritte erzielt werden oder dass der dem Kind nähere Elternteil behauptet, der Kontakt schädige das Kind emotional und wirke sich sowohl auf seine Gesundheit als auch auf seine schulischen Leistungen aus. Ob solche Behauptungen berechtigt sind, muss eventuell mithilfe des Hausarztes oder der Schullehrer geklärt werden. In extremen Fällen muss der Kliniker dem Elternteil, bei dem das Kind wohnt, klarmachen, dass er, der Kliniker, dem Gericht möglicherweise empfehlen muss, das Kind seiner Obhut zu entziehen und es entweder beim anderen Elternteil oder zumindest vorübergehend in einem Heim oder einer Pflegefamilie unterzubringen. Ist ein Kind auf diese Weise »aus der Schusslinie genommen« worden, gelingt es meist schneller, den Kontakt zum distanzierteren Elternteil zu normalisieren, es ist aber häufig mit erheblichen Turbulenzen im Leben des Kindes verbunden. Wenn der distanziertere Elternteil den

Kontakt zum Kind nicht zu einem für das Kind positiven Erlebnis zu machen vermag, weil er sich beispielsweise in Streitgespräche mit dem Kind über bestimmte Ereignisse verstrickt und weil er die ihm angebotenen Empfehlungen nicht für sich zu nutzen weiß, muss eine Neueinschätzung der Kontaktbedürfnisse des Kindes erwogen werden.

7.2 Indirekte abgestufte Exposition

Wenn lange kein Kontakt zum distanzierteren Elternteil bestand, beinhaltet die erste Arbeitsphase eine indirekte, abgestufte Exposition in Form einer kurzen audiovisuellen Botschaft. Diese Aufnahme wird mithilfe des Klinikers vorbereitet und sollte möglichst auf die von dem näheren Elternteil zur Verfügung gestellten wichtigen Informationen über die aktuellen Interessen des Kindes Bezug nehmen. Dadurch wird dem Kind auch übermittelt, dass seine beiden Eltern miteinander kommunizieren. Rückgriffe auf positive Erlebnisse in der Vergangenheit treten der Vorstellung entgegen, dass das Kind mit dem distanzierteren Elternteil zusammen nie etwas Positives erlebt habe. Die Erwähnung bevorzugten Spielzeugs und anderer Objekte signalisiert dem Kind, dass der distanziertere Elternteil es keineswegs vergessen hat, und spornt gleichzeitig das prozedurale Gedächtnis dazu an, weiter nach positiven Erinnerungen und Erlebnissen mit diesem Elternteil zu suchen. Auch kann man dem Kind versichern, dass der distanziertere Elternteil nicht wütend oder deprimiert ist, weil es sich geweigert hat, zu ihm in Kontakt zu treten, was etwaigen Schuldgefühlen des Kindes und einem fehlgeleiteten Verantwortungsgefühl entgegenwirkt.

Dem näheren Elternteil wird eine audiovisuelle Botschaft vorgeführt, die der distanziertere Elternteil aufgenommen hat. Anschließend wird er gefragt, ob er mit der Übermittlung dieser Botschaft an das Kind einverstanden ist. Vorschläge für Änderungen können an den distanzierteren Elternteil weitergeleitet werden. Hält der nähere Elternteil die Videobotschaft für akzeptabel, wird er gebeten, das Kind auf die Vorführung des Clips vorzubereiten. Der Kliniker fordert ihn dann auf, sich vorzustellen, wie das Kind auf die Botschaft reagieren könnte und wie man mit dieser Reaktion umgehen könnte oder sollte, etwa wenn sich das Kind weigert, das Video anzuschauen, oder wenn es in Panik gerät, zu weinen anfängt, schreit oder aus dem Raum läuft. Minirollenspiele in Form von hypothetischen Szenarien können helfen, auf zu erwartende Reaktionen vorzubereiten, sodass der dem Kind nähere Elternteil sich überlegen kann, wie er mit den Reaktionen des Kindes auf den Clip umgehen könnte. Schaut sich das Kind die Videobotschaft tatsächlich an, sollte dies möglichst in Anwesenheit des Klinikers geschehen. Auch kann das Kind sich das Video zunächst zusammen mit dem näheren Elternteil und später ein zweites Mal anschauen. Anschließend sollte es Gelegenheit erhalten, das Video zu kommentieren oder Fragen dazu zu stellen. Manchmal schauen sich Kinder solche Botschaften zu Hause noch einmal an und zeichnen selbst eine Botschaft für den distanzierteren Elternteil auf. Diese Botschaft wird vom Kliniker weitergeleitet, der dem distanzierteren Elternteil dann auch hilft, eine Antwort vorzubereiten, selbst wenn die Botschaft des Kindes anklagend oder zurückweisend wirkt.

7.3 Abgestufte direkte Exposition

Dem Ansatz der abgestuften Exposition bezüglich des »gefürchteten Objekts« – des distanzierteren Elternteils – entsprechend, geht es in der nächsten Phase um eine Form von direktem Kontakt, zunächst ebenfalls auf Distanz. Der Kontakt wird gut vorbereitet, wobei das Kind und der nähere Elternteil beeinflussen können, in welcher Form er stattfindet, damit beide spüren, dass ihre Ängste gewürdigt werden, und um eventuelle Befürchtungen dadurch zu verringern, dass die Beteiligten den Prozess in einem gewissen Maße steuern können. Ängste können außerdem gemildert werden, indem man Gelegenheit gibt, über die Regelung praktischer Fragen zu entscheiden, etwa über die Reihenfolge, in der die beiden Eltern eintreffen und das Treffen später wieder verlassen, damit es auf dem Weg oder im Warteraum nicht zu unbeabsichtigten Begegnungen kommt.

Es kann sinnvoll sein, dass das Kind den distanzierteren Elternteil zunächst aus der Ferne sieht. Dies kann beispielsweise mithilfe eines Fernglases geschehen, durch welches das Kind den distanzierteren Elternteil auf der Straße, in einem Garten oder in einem Park erspäht. Dem Kind wird erklärt, dass der Elternteil darüber informiert sei, dass er beobachtet werde, dass er sich aber ohne vorherige Aufforderung nicht nach dem Kind umschauen und ihm auch nicht zuwinken werde. Dies ermöglicht es dem Kind, den distanzierteren Elternteil zunächst aus sicherem Abstand zu betrachten. Nützlich kann auch der Gebrauch eines Einwegspiegels sein, durch den das Kind den Elternteil betrachtet, ohne selbst gesehen zu werden (Weitzman 2013).

Entschieden muss auch werden, ob der nähere Elternteil in dieser Phase der Annäherung zugegen ist. Ob das sinnvoll ist oder nicht, hängt von seiner Fähigkeit und Bereitschaft, den Kontakt zu fördern, ab sowie davon, wie viel Unterstützung das Kind braucht. Manchmal ist es von Vorteil, wenn der dem Kind nähere Elternteil anwesend ist, Zeuge des ersten Kontakts zum distanzierteren Elternteil wird und unmittelbar miterlebt, dass der Expartner sich den Bedürfnissen des Kindes gegenüber sensibel verhält und dass sich das Kind in seiner Gegenwart wohl- und geborgen fühlt. Auf diese Erlebnisse kann man später Bezug nehmen, um eventuellen Behauptungen des Kindes, der Kontakt sei sehr negativ gewesen, entgegenzutreten. Es gibt Fälle, in denen Kinder generell jeden Kontakt verweigern, sofern der ihnen nähere Elternteil nicht zugegen ist. Deshalb sieht das hier beschriebene Vorgehen außer einer allmählichen Steigerung der Exposition des Kindes parallel eine sukzessive Verringerung der Präsenz des näheren Elternteils während des Kontakts vor. Beispielsweise kann Letzterer sich nach und nach immer weiter von der Position des Kindes im Raum entfernen, ein Buch lesen oder den Raum kurz verlassen, um ein Telefongespräch zu führen oder zur Toilette zu gehen. Seine Anwesenheit während der ersten Kontakte mit dem distanzierteren Elternteil kann sich positiv auswirken, weil das Kind dann konkret erlebt, dass seine Eltern im gleichen Raum sein und sich in ihrem Umgang miteinander zivilisiert verhalten können.

Die meisten Kinder wollen gern etwas über das Leben ihres distanzierteren Elternteils erfahren, aber es fällt ihnen schwer, dies offen zum Ausdruck zu bringen. Der Kliniker kann diesbezüglich zum »Sprachrohr des Kindes« werden und Fragen stellen, auf die sich das Kind eine Antwort wünschen könnte, etwa: »Was für eine Arbeit hast du?« oder: »Wie geht es Omi?«. Die Kommunikation zwischen dem Kind und dem distanzierteren Elternteil wird weiter verbessert, wenn der Kliniker das Kind bittet, diesem ein paar Fragen zu stellen. Daraufhin kann das Kind dem Kliniker einige Fragen zuflüstern, die dieser dann laut wiederholt und so die Stimme des Kindes verstärkt. Etwas später ist das Kind wahrscheinlich besser in der Lage, selbst Fragen zu stellen, sodass die Verstärkung durch den Kliniker überflüssig wird. Manche Kinder können ein Gespräch mit dem distanzierteren Elternteil nur beginnen, indem sie ihn mit sehr direkten Fragen angreifen, beispielsweise: »Warum warst du so gemein zu Mami?« Oder: »Warum hast du uns immer angebrüllt?« Um auf Fragen dieser Art vorbereitet zu sein, könnte der distanziertere Elternteil im Rahmen eines Rollenspiels trainieren, bei ihrer Beantwortung ruhig zu bleiben. Entsprechende Formulierungen wären beispielsweise: »Ich glaube nicht, dass wir über die Vergangenheit reden sollten. Damals sind traurige Dinge passiert, und es tut mir wirklich leid, dass du das miterleben musstest. ... Ich verspreche dir, dass ich dich nicht anbrüllen werde; es gibt keinen Grund, das zu tun, denn du bist wirklich ein liebes Kind.«

Eine spielerische Atmosphäre und Humor können helfen, wenn das Mentalisieren nicht mehr funktioniert. Wehrt sich ein Kind beispielsweise vehement gegen den Kontakt zum distanzierteren Elternteil, kann der Kliniker eine spielerische Interaktion initiieren, etwa indem er sich zu dem Kind gesellt, das sich unter einem Tisch versteckt, oder vorgibt, völlig erschöpft und außer Atem zu sein, weil er zwischen dem Kind und dem distanzierteren Elternteil quer durch den Raum oder von seinem Behandlungsraum auf die Straße oder in den Garten, wo sich der distanziertere Elternteil befindet, immer wieder hin- und hergelaufen ist.

7.4 Umgang mit spezifischen Ängsten und Vorbehalten

Bei dieser Arbeit wird der nähere Elternteil darauf vorbereitet, mit den Ängsten und dem Widerstand des Kindes gegenüber Begegnungen mit dem distanzierteren Elternteil fertigzuwerden. Dabei sollte eine klare Regelung zur Gewährleistung der körperlichen und emotionalen Sicherheit entwickelt und umgesetzt werden (siehe hierzu Kap. 8). Die Arbeit mit abgestufter Exposition sollte nicht beendet werden, solange das Kind noch ängstlich ist, weil dadurch der rekursive Prozess der Angst verstärkt wird, was den Kontakt mit dem »gefürchteten Objekt« – dem distanzierteren Elternteil – und damit auch die Exposition einschränkt und so das Vermeiden erneut begünstigt. Den Fokus solcher Erstkontakte legen die Eltern fest, und sie sollten nicht viel Zeit darauf verwenden, mit dem Kind darüber zu verhandeln oder seinen Klagen zu viel Gehör zu schenken. Fotos können betrachtet, Erinnerungen ausgetauscht und Videos oder Filme angeschaut werden. Auch wenn ein Kind einen Elternteil noch weitgehend ablehnt, kann es in der Lage sein, mit ihm zusammenzutreffen und etwas tendenziell Positives – oder zumindest nicht Negatives – zu erleben. Eltern wird empfohlen, sich während des Kontakts um ein unbeschwertes Auftreten zu bemühen; anschließend kann und muss man ihnen möglicherweise helfen, mit intensiven Gefühlen der Zurückweisung fertigzuwerden oder besser zu verstehen, wie ihr Kind erlebt, dass sie es lieben, obwohl es sich ihnen gegenüber so zurückweisend verhält. Sobald es einem Kind möglich ist, sich im gleichen Raum wie der bisher gefürchtete Elternteil aufzuhalten, ohne dass es unter der Begegnung leidet, können Kontakte länger dauern, häufiger stattfinden und eventuell sogar aus der klinischen Situation beispielsweise in ein Restaurant verlagert werden, was es sowohl den Eltern als auch dem Kind erleichtert, das Erlebnis als normal einzuordnen. In solch einem Szenario ist der Kliniker während des Kontakts zwar anwesend, hält sich aber möglichst im Hintergrund. Sobald die Situation von beiden Eltern und vom Kind selbst als sicher und einvernehmlich angesehen wird, kann der Kliniker den distanzierteren Elternteil für kurze Zeiten mit dem Kind allein lassen, wodurch sich die oft geäußerte Ansicht entkräften lässt, dass der fragliche Elternteil »nur nett zu mir ist, weil Sie auch hier sind.« Eine andere Form der Progression zu direktem Kontakt von Angesicht zu Angesicht kann durch indirektere Kontaktformen, beispielsweise per Videotelefonie oder SMS, angebahnt werden, sofern der dem Kind nähere Elternteil damit einverstanden ist und der Kontakt nötigenfalls begleitet wird (»begleiteter Kontakt«).

Wenn direkter Kontakt zwischen einem Kind und dem distanzierteren Elternteil besteht, seine Qualität oder Häufigkeit jedoch abgenommen hat, ist eine abgestufte Exposition, so wie sie oben beschrieben wurde, nicht notwendig. Doch die Koordination von Bemühungen, beide Eltern und das umfassendere System in die Unterstützung eines positiveren Kontakterlebnisses einzubeziehen, ist wichtig – was den Umgang mit dem störrischen Widerstand eines Kindes gegen Kontakt und seine Tendenz, den distanzierteren Elternteil durch jeweiliges Verschieben oder völliges Abblocken jeden Kontakts zu meiden, einschließt. Will ein Kind beispielsweise während des Kontakts wiederholt schon nach wenigen Minuten oder ohne jeden erkennbaren Grund wieder nach Hause gehen, werden beide Eltern in ihren Bemühungen unterstützt, das Kind in die Lage zu versetzen, den Kontakt länger aufrechtzuerhalten. Dies ermöglicht es ihm, direkt zu erleben, dass seine beiden Eltern den Kontakt gemeinsam unterstützen.

7.5 Hinterfragen verzerrter Repräsentationen

Der Kontakt zum distanzierteren Elternteil gibt Gelegenheit, die Ängste und Kritikpunkte des Kindes in Aktion zu erleben. Im Sinne kognitiver und behavioraler Ansätze des Umgangs mit Angst werden das Kind und der ihm nähere Elternteil aufgefordert, konkrete Voraussagen darüber zu machen, wie sich der distanziertere Elternteil aller Wahrscheinlichkeit nach verhalten wird, wobei sie in Einzelheiten beschreiben sollen, wie dieser Elternteil klingen und aussehen wird. Nach dem Kontakt folgen Fragen darüber, ob die Voraussagen eingetroffen sind: »Hast du miterlebt, dass dein Vater sich deiner Mutter gegenüber schrecklich verhalten hat?« Und: »Wie hat er dich behandelt?« Und: »Hast du gehört, dass er sich für das, was er getan hat, entschuldigt hat?« Versucht ein Kind abzustreiten, was tatsächlich geschehen ist, sollte man sich nicht auf einen Streit darüber, wer recht hat, einlassen, sondern bei den beobachteten Fakten bleiben und sich die Unterstützung des dem Kind näheren Elternteils sichern. Videoaufnahmen von diesen wie auch früheren Kontakten können zurate gezogen werden. Mithilfe dieser Methode kann man den oft selektiven oder sogar verzerrten Erinnerungen und Repräsentationen etwas entgegensetzen. Solches Feedback kann mittels SMS-Botschaften oder Videotelefonie auch zwischen den Treffen stattfinden.

Wenn sich ein Elternteil in den Kontakttreffen sarkastisch geäußert oder seine Wut zum Ausdruck gebracht hat, sollte er aufgefordert werden, sich über die Wirkung eines solchen Vorfalls auf das Kind und auf die erforderliche Kontaktqualität Gedanken zu machen, um dem Kind beim nächsten Treffen ein besseres Erlebnis zu ermöglichen. Wenn allerdings laufend Kontakt besteht, aber in einer angespannten Atmosphäre stattfindet oder abzubrechen droht, klagen Kinder häufig, der distanziertere Elternteil sei »zu streng«. Ein strukturierter Elternplan – eine Übereinkunft zwischen den Eltern (siehe hierzu Kap. 9) – kann oft helfen, alle realen oder potenziellen Diskrepanzen hinsichtlich Regeln und Grenzsetzungen zu neutralisieren.

7.6 Narrative

Kinder, die sich in der verbitterten Beziehung ihrer Eltern gefangen fühlen, sind meist nicht in der Lage, ein konsistentes und kohärentes Narrativ über die Situation ihrer Familie und darüber, warum sie zu einem Elternteil nur sehr eingeschränkten oder gar keinen Kontakt haben, zu entwickeln. Das ist nicht anders zu erwarten, weil sie aus den einstmals zuverlässigen Informationsquellen – ihren Eltern – widersprüchliche Narrative bezogen haben. Dies zu erleben ist schmerzhaft, wirkt überwältigend, kann Verwirrung stiften und Loyalitätskonflikte hervorrufen. Wenn Kinder sich nicht wohlfühlen, wenden sie sich meist dem Elternteil zu, bei dem sie leben, weil sie von ihm die zuverlässigsten Informationen über die Vergangenheit zu erhalten hoffen. Allerdings erschwert es ihnen, das Narrativ und die Überzeugungen des näheren Elternteils zu hinterfragen, weil sie Angst haben, *beide* Eltern zu verlieren. Deshalb muss man das allem Anschein nach rigide Festhalten an einem verzerrten Familiennarrativ als eine Überlebensstrategie verstehen – was erklärt, weshalb solche Kinder manchmal so standhaft leugnen, mit dem distanzierteren Elternteil in der Vergangenheit und Gegenwart auch nur irgendetwas »Positives« erlebt zu haben, oder weshalb sie, in extremeren Fällen, den distanzierteren Elternteil beschuldigen, sie emotional vernachlässigt, misshandelt oder missbraucht zu haben. Eine solche Haltung schützt das Kind vor innerer Unruhe, die aufgrund der einander widersprechenden Narrative aufkommen kann, und verfestigt die Anpassung an den ihnen näheren Elternteil. Doch der Preis, den sie dafür zahlen, ist eine Vergrößerung der Distanz zwischen ihnen und dem anderen Elternteil.

Die Standhaftigkeit, mit der einige Kinder an ihren oft negativen, wenn nicht gar dämonisierenden Sichtweisen und Überzeugungen bezüglich des distanzierteren Elternteils festhalten, die damit einhergehenden Belastungen und das entsprechende Bindungsverhalten bei der Aussicht, mit irgendeiner Form von Kontakt zum distanzierteren Elternteil konfrontiert zu werden, kann Kliniker dazu bringen, ihr eigenes Narrativ anzuzweifeln: Oft fragen sie sich dann, ob die Anschuldigungen vielleicht doch zutreffen, und sie sorgen sich, ob schon ihr Beharren darauf, dass das Kind den Kontakt zum distanzierteren Elternteil wiederaufnehmen soll, ein Akt »professioneller Misshandlung« ist, also eine bedauerliche Kollusion mit dem angeblich misshandelnden Elternteil. Treten solche Zweifel ein, müssen sich Kliniker manchmal vergegenwärtigen, warum für Kinder, die sich in dieser Situation befinden, die Wiederherstellung des Kontakts so wichtig ist: Kontakt ermöglicht es ihnen, ihre Sicht auf den distanzierteren Elternteil und seine mutmaßlichen Unzulänglichkeiten einer Realitätsprüfung zu unterziehen und anschließend die beängstigenden und negativen Vorstellungsbilder, die entstanden sind, zu korrigieren. Die Kinder können sich auch durch den direkten Kontakt vergewissern, dass sie dem abgelehnten Elternteil nicht geschadet haben, dass er sie immer noch liebt, dass er nicht wütend auf sie ist und dass sie, sofern es angebracht ist und als denkbar erscheint, die Auflösung ihres Kummers erreichen können. Wo möglich, ist es ebenso wichtig, dass die Kinder sich dessen versichern können, dass Kontakt zum distanzierteren Elternteil ihre Beziehung zu dem ihnen näheren Elternteil nicht beschädigen wird.

Die Konstruktion eines kohärenten Narrativs, das beide Eltern einbezieht, zunächst separat und zu einem späteren Zeitpunkt hoffentlich gemeinsam, und das erklärt, warum Kontakt stattfinden sollte und warum die früheren Einwände des dem Kind näheren Elternteils dabei berücksichtigt werden sollten, ist von großer Bedeutung. Das Narrativ muss auch auf eventuelle unbegründete Anschuldigungen sowie auf frühere negative Erlebnisse des Kindes mit dem distanzierteren Elternteil eingehen. Das kurzfristige Ziel der Entwicklung des Narratives ist es, den Stress zu verringern, dem das Kind ausgesetzt ist, weil es sich sonst weiter auf zwei oder mehr einander widersprechende Realitäten einlassen muss und dem Druck unterliegt, zwischen ihnen wählen zu sollen. Die längerfristige positive Auswirkung besteht darin, dass ein kohärentes Narrativ dem Kind helfen kann, ein besseres Selbstbild und Selbstempfinden zu entwickeln (Morris a. Asen 2018). Doch soweit es um die Eltern geht, ist dies meist eine schwierige Aufgabe, weil dabei sehr feste Überzeugungen infrage gestellt und gefährdet werden, nicht nur solche der Eltern, sondern auch einige aus dem weiteren Umfeld, ob es sich dabei nun um Mitglieder der erweiterten Familie oder um Freunde und professionelle Helfer handelt.

Narrativarbeit dieser Art verursacht häufig temporäre Ängste angesichts der Frage, wie das Kind auf ein neues Narrativ reagieren könnte. Zwar ist es wichtig, negative Erlebnisse oder solche von Gewalt, die ein Kind mit dem distanzierteren Elternteil gehabt hat, nicht zu leugnen oder herunterzuspielen, doch besteht andererseits eine wichtige Aufgabe bei dem Bemühen, dem Kind zu helfen, sich für den Kontakt zu öffnen, darin, positivere Erinnerungen an den distanzierteren Elternteil zu wecken. Leider können sich viele Kinder an solche Erlebnisse nicht mehr erinnern, weil sie sie verdrängt oder tatsächlich vergessen haben. Die Zahl der positiven Interaktionen eines Kindes mit dem distanzierteren Elternteil variiert natürlich von Fall zu Fall, aber fast immer gibt oder gab es solche Erlebnisse. Wenn ein Kind und der ihm nähere Elternteil deren Existenz rundweg abstreiten, kann das Anschauen alter Fotos und Videos, beispielsweise von gemeinsamen Urlauben der Familie, die Wiedererinnerung fördern. Manchmal erfordert dies harte Arbeit, weil Kinder allen dargestellten positiven Situationen mit generalisierenden Äußerungen entgegentreten wie: »Das waren die Ferien, in denen mein Vater mir gesagt hat, ich solle in die Kamera lachen und so tun, als ob ich glücklich wäre.« Oder: »Meine Mutter hat mich in diesen Ferien zum Schwimmen gezwungen, indem sie mich ins tiefe Wasser warf. Ich wäre fast ertrunken.«

Wenn die Beziehung zwischen einem Kind und einem (jetzt) distanzierteren Elternteil immer schon sehr schlecht war, kann ein limitierter Kontakt primär aus Gründen der Identitätsbildung angestrebt werden und nicht um eine enge Beziehung aufzubauen. In solchen Fällen ist es eventuell sinnvoller, sich auf Erinnerungen zu konzentrieren, die neutral oder nicht negativ sind, statt nach positiven zu forschen.

Es ist ebenso wichtig, durch die Arbeit mit beiden Eltern sicherzustellen, dass sie ihre Kinder vor anhaltenden negativen Informationen über den anderen Elternteil schützen. Solche Informationen können direkt oder indirekt sein und von beiden Eltern oder von anderen Mitgliedern der erweiterten Familie stammen. Beispielsweise hören Kinder manchmal ein Gespräch mit negativem Charakter zwischen ihren Eltern, oder sie erleben negative Emotionen, die sich auf den anderen Elternteil beziehen, oder lesen negative Botschaften in E-Mails, SMS oder in anderen sozialen Medien. Deshalb ist es wichtig, dass die offenkundigen und verdeckten Verhaltensweisen beider Eltern das positive (oder wenigstens neutrale) Narrativ stützen, das dem Kind übermittelt werden soll. Außerdem müssen die Eltern aktiv Maßnahmen ergreifen, die das Kind vor den Auswirkungen eines früheren oder noch andauernden Konflikts schützen – und das kann für Eltern, die lange in Streitigkeiten und sogar Gerichtsverfahren verwickelt sind, sehr schwierig sein, wenn ihre eigenen Narrative sehr tief eingewurzelt sind. Und bei Eltern, die sich gerade erst getrennt haben, können negative Gefühle besonders intensiv sein und leicht provoziert werden.

7.7 Komponenten kohärenter Narrative

Es gibt verschiedene Komponenten, die zu einem kohärenten Narrativ gehören. Das Narrativ ...

- sollte kokonstruiert werden, also das Produkt von mindestens zwei Köpfen sein.
- muss eine gewisse »narrative Kontinuität« (White a. Epston 1990; Salvatore et al. 2004) haben, die der gegenwärtigen Realität des Kindes einigermaßen entspricht. Es darf die Beziehung zu dem näheren Elternteil nicht unterminieren; es sollte negative Gefühle bezüglich des distanzierteren Elternteils bestätigen, in einem gewissen Maße selbst dann, wenn die angeführten Belege angezweifelt werden.
- sollte unbegründete Anschuldigungen und extrem negative Verzerrungen von Ereignissen hinterfragen. Dies ist leichter, wenn ein Gericht offiziell festgestellt hat, dass ein Elternteil das Kind dem anderen Elternteil gegenüber negativ beeinflusst hat.
- muss die Realität beider Eltern so repräsentieren, dass es authentisch vermittelt werden kann, ohne dass Angst oder Pseudo-Compliance hervorgerufen wird. Beispielsweise könnte ein Elternteil Anschuldigungen, die Misshandlungen oder Missbrauch betreffen, abstreiten, aber bereit sein, grundsätzlich zu bestätigen, dass es Situationen gab, in denen das Kind in seiner Obhut sehr unglücklich oder durch sein (des Elternteils) Verhalten beunruhigt war.
- sollte einfach und kurz sein und darf nichts Unwahres enthalten. Es sollte sich auf allgemeine Themen konzentrieren, also nicht zu sehr ins Detail gehen. Schließlich soll das Kind Gelegenheit erhalten, Fragen zu stellen, was eventuell Anpassungen des Narrativs erforderlich macht.
- sollte die Beziehung zum distanzierteren Elternteil verbessern, beispielsweise in Form einer Entschuldigung dem Kind gegenüber oder eines Elternteils dem anderen gegenüber.
- sollte ausdrücklich feststellen, dass die Eltern trotz vorangegangener und/oder aktueller Meinungsverschiedenheiten nun gemeinsam an der Verbesserung der Beziehung ihres Kindes zu ihnen *beiden* arbeiten werden.
- sollte dem Entwicklungsstadium des Kindes angemessen sein, sodass es das Narrativ als gut verstehbar empfindet. Man sollte das Kind anschließend befragen, um herauszufinden, ob und wie es das Narrativ verstanden und verarbeitet hat. Das Narrativ sollte klar kontextualisiert sein – mit konkreten Angaben darüber, wann wo was stattgefunden hat und wer beteiligt war.

- darf keine toxischen Elemente enthalten (z. B. »Papa hat dich nie geliebt«, »Leider hat es uns deine Mutti nicht leicht gemacht«).

Bei der Konstruktion von Narrativen können Eltern je zwei bis drei Sätze unter folgenden Überschriften entwerfen:

- Wie wir uns kennenlernten
- Unser Leben, bevor du geboren wurdest
- Deine Geburt und die ersten Jahre
- Als die Schwierigkeiten begannen
- Als sich das Problem verschlimmerte
- Wie du betroffen warst
- Was das Gericht darüber gesagt hat, was bei uns passiert ist
- Wie es dir gerade geht
- Wie die Dinge für dich und uns in Zukunft sein sollen.

Nach der Entwicklung eines solchen Narrativs brauchen einige Eltern bezüglich seiner Übermittlung mehr Coaching als andere. Manche fühlen sich nicht in der Lage, das gleiche Narrativ zu entwickeln und zu übermitteln – und sie möchten es nicht gemeinsam und zum gleichen Zeitpunkt ihrem Kind präsentieren. Da die meisten Kinder es ohnehin gewöhnt sind, von ihren Eltern nicht genau die gleichen Beschreibungen zu hören, sind »parallele« Erzählungen zulässig, solange sie einander nicht ausschließen oder widersprechen und, was noch wichtiger ist, sofern sie dem anderen Elternteil nicht die Schuld an der bestehenden Situation zuschreiben.

Wenn Eltern sehr verbittert sind, müssen sie sich die Mühe machen, buchstäblich bestimmte Skripts einzuüben, die etwa erklären, warum es für das gemeinsame Kind wichtig ist, den Kontakt zu beiden Eltern zu verbessern und nach einer langen Trennungszeit die Verbindung zwischen dem distanzierteren Elternteil und dem Kind wiederherzustellen. Manchmal muss man Eltern auch Strategien für den Umgang mit ihrem eigenen Affekt beibringen und sie auf zu erwartende schwierige Reaktionen des Kindes vorbereiten. Kleine Rollenspiele, in denen sich jeder Elternteil in die Rolle des Kindes versetzt und sich das vom Kliniker erzählte elterliche Narrativ aus dieser Perspektive anhört, können in dieser Hinsicht sehr nützlich sein. Narrative kann man nicht in einem Anlauf entwickeln und gestalten, und oft erfordert dies viel Verhandlungsarbeit. Wenn sich Eltern nicht auf ein kohärentes Narrativ für ihr Kind einigen oder es ihm gegenüber nicht vertreten können, bleibt es dem Kliniker oder anderen professionellen Helfern überlassen, ein solches Narrativ zu entwickeln und zu übermitteln.

Die Vermittlung eines Narrativs ist dann am effektivsten, wenn ...

- sie zuerst ohne das Kind geprobt wird – zunächst individuell mit jedem Elternteil und dann gemeinsam.
- sie kein einmaliges Ereignis, sondern ein sich entwickelnder Prozess ist.
- dem Kind Raum und Zeit zugestanden werden, seine Zweifel und negativen Gefühle auszudrücken und Fragen zu stellen.
- das Gleiche konsistent und authentisch von beiden Eltern getan wird, sowohl von jedem für sich allein als auch von beiden gemeinsam sowie im Kontext anderer familiärer Beziehungen und professioneller Zusammenhänge.
- sie (und das Narrativ selbst) nicht absichtlich oder versehentlich durch nonverbale Kommunikationen der Eltern und Mitglieder der erweiterten Familie unterminiert wird.
- das Narrativ der Entwicklungsstufe des Kindes entspricht und im Laufe der Zeit regelmäßig besprochen und erweitert wird.

7.8 Kontaktförderungsarbeit

Der distanziertere Elternteil wird oft schnell ungeduldig, weil ihm Fortschritte zu langsam eintreten. Das ist verständlich, weil er in der Regel schon so viel Zeit verloren hat. Hingegen fürchtet der nähere Elternteil häufig, dass das Kind zu sehr unter Druck gesetzt wird und dass die Kontaktaufnahme zu schnell vonstattengeht. Wenn man mit beiden Eltern über die erzielten Fortschritte spricht und sie auf dieser Grundlage zu einer Vereinbarung über die erwarteten und wünschenswerten Kontaktfortschritte bereit sind, entfällt damit eine Ursache für Konflikte. Um ihre Erwartungen bezüglich weiterer erzielbaren Fortschritte im Kontakt übereinzubringen, müssen beide die Bedürfnisse ihres Kindes in den Fokus aller ihrer Entscheidungen rücken, auch was die Berücksichtigung der unterschiedlichen und sich wandelnden entwicklungsphasenbedingten Bedürfnisse betrifft.

Die Ziele, die von den Eltern gemeinsam zu Beginn der Arbeit formuliert und gutgeheißen wurden, können bei dem Bemühen, die therapeutische Intervention auf Kurs zu halten und eventuell den Fortschritt behindernde Faktoren früh zu erkennen, von Nutzen sein. Das generelle Ziel der Arbeit ist fast immer, die Kinder vor elterlichen Konflikten zu schützen und ihre Beziehung zu beiden Eltern zu verbessern. Manchmal gelingt es, die Eltern ihrem Ziel näherzubringen, ihren Konflikt zu beenden und zu bewirken, dass sie sich in ihrem Leben neuen Aufgaben widmen. Bei noch andauernden juristischen Streitigkeiten jedoch besteht oft die Gefahr, dass die Arbeit an der Verbesserung des Kontakts zumindest von einem Elternteil vorzeitig beendet wird. Dies kann verschiedene Gründe haben: Der nähere Elternteil ist manchmal nur bereit, das vom Gericht festgesetzte Minimum an therapeutischen Interventionen mitzutragen; der noch andauernde Konflikt zwischen den Eltern verhindert eine effektive Zusammenarbeit; und es können finanzielle Zwänge bestehen. Aber selbst in solchen Fällen profitieren Kinder gewöhnlich davon, dass sie ihre irrealen oder verzerrten Ansichten über den distanzierteren Elternteil revidieren. Allerdings besteht die Gefahr, dass sich diese Beziehung nicht weiterentwickelt oder dass alte Muster des Widerstandes gegen Kontakt wiederbelebt werden – es sei denn, es wird weiter versucht sicherzustellen, dass der Kontakt aufrechterhalten bleibt, eventuell unterstützt durch anhaltenden Druck vonseiten des Gerichts.

Wenn relativ bald nach dem ersten Auftauchen von Kontaktproblemen eine therapeutische Intervention stattgefunden hat, schreitet die Arbeit meist schneller fort. Die Positionen von Eltern und Kindern sind dann weniger gegensätzlich und der physische Widerstand eines Kindes gegen Kontakt wird geringer, sodass es leichter ist, bezüglich des Narrativs eine Übereinkunft zu erzielen und regulären direkten Kontakt wiederherzustellen.

7.9 Weitere Arbeit mit dem Elternpaar und dem umfassenderen familiären und professionellen Netzwerk

Sobald gewisse Fortschritte erzielt worden sind, kann darüber nachgedacht werden, die Treffen mit dem Elternpaar auf monatliche Abstände zu reduzieren. Ergänzend kann ein Kommunikations- und Feedbacksystem per E-Mail zwischen den Eltern eingerichtet werden, wobei der Kliniker bei allen Mitteilungen der Eltern über Themen, die ihr Kind betreffen, in Kopie gesetzt wird. Es kann auch geregelt werden, wie häufig und umfangreich der E-Mail-Kontakt zwischen den Eltern stattfinden sollte oder sein kann und welche Themen in ihrer Kommunikation behandelt werden sollen. Die virtuelle Präsenz einer dritten Person – des Klinikers – bringt viele Paare, die Streitigkeiten bisher aggressiv per E-Mail ausgetragen haben, dazu, ihren Ton zu mäßigen und sich mit impliziten Forderungen und Kritiken zurückzuhalten. Der Kliniker kann sich von Zeit zu Zeit – in Form einer an beide Partner verschickten Mail – über bestimmte Aspekte des E-Mail-Austauschs der Eltern äußern, wenn es um die Übergabe der Kinder, Änderungen der Kontaktregelungen, Pläne für Geburtstage und andere Feste eines Kindes, an die gedacht werden soll und die gefeiert werden sollen, geht – und manchmal auch um die Vorstellung des neuen Partners eines Elternteils oder seines Stiefkindes. Solche Systeme der Kommunikation zwischen Eltern sind eine Form der Rückfallprävention. Um zu verhindern, dass Eltern hinsichtlich der Kontaktförderung vom Kliniker abhängig werden, können verantwortungsbewusste Erwachsene aus der erweiterten Familie und aus dem Freundeskreis gebeten werden, bei der Übergabe der Kinder und bei Kontakten dabei zu sein und so den Eltern zu helfen, ihre Kommunikationsprobleme und Streitigkeiten zu überwinden. Auch Mitglieder der erweiterten Familie eines Kindes, die den Kontakt möglicherweise unterminieren, können in dieser Phase in die direkte Arbeit einbezogen werden, damit es ihnen möglich ist, die schädigende Wirkung ihrer feindseligen Haltung auf das Kind zu erkennen und zu verstehen. Zusätzliche professionelle Unterstützung kann angefordert und spezifische therapeutische Interventionen können mit dem Ziel entwickelt werden, die elterliche Mentalisierungsfähigkeit weiter zu verbessern, etwa im Sinne der *Mentalization-Based Family Therapy* (Asen u. Fonagy 2015; Asen a. Fonagy 2017b; Keaveny et al. 2012), des *Lighthouse Parenting Programme* (vgl.: http://lighthouseparenting.net/ [2.5.2021]) und des *Reflective Parenting* (Cooper a. Redfern 2015).

7.10 Rückfallprävention und frühes Erkennen problematischer Interaktionsmuster

Nachdem Herr M. mehrere Jahre lang von seinen Kindern getrennt gewesen war, ordnete ein Gericht die Wiederherstellung des Kontakts zwischen Josh, Ryan und Harry und ihrem Vater an. Der verordnete Kontakt fand zweimal statt, und Herr M. sah die Situation zuversichtlich, obwohl die Kinder während der Begegnungen geschwiegen und ihn nicht einmal angeschaut hatten. Kein Kind hatte sich gegen die Kontaktaufnahme gewehrt oder sich geweigert, den Raum, in dem das Treffen stattfinden sollte, zu betreten. Auch war niemand weinend davongelaufen, wie es in der Vergangenheit vorgekommen war. Die Kinder saßen beide Male etwa 20 Minuten mit ihrem Vater zusammen, ohne ein Wort zu sprechen. Das nächste vereinbarte Treffen wurde von der Mutter kurzfristig ohne jede Erklärung abgesagt, was Herr M. wütend zur Kenntnis nahm. Er fürchtete, dass die ersten positiven Schritte doch wieder in der alten Sackgasse enden würden. Seine Wut brachte er in einer Flut zorniger E-Mails an die Mutter zum Ausdruck. Er empfand die Absage als Schikane. Die Mutter ließ ihm durch ihren Anwalt mitteilen, er möge aufhören, sie mit E-Mails zu belästigen, und drohte ihm an, ein Kontaktverbot gegen ihn zu erwirken. Herr M. fühlte sich missverstanden und gedemütigt und gab sich noch mehr Mühe, seinen Standpunkt zu vertreten, indem er den Verfahrensbeistand, die Kliniker und andere Mitglieder des psychosozialen Netzwerks der Familie informierte, die Mutter sabotiere den Kontakt. Infolgedessen erklärten Frau M. und die Kinder, das Verhalten des Vaters beweise, dass er sich keineswegs geändert habe und deshalb auch weiterhin kein Kontakt zu ihm hergestellt werden solle.

Nachdem die ersten Kontakte wiederhergestellt und die Ängste bezüglich des Kontakts sowohl beim Kind als auch beim distanzierteren Elternteil überwunden sind, können die Eltern vom Geschehen zurücktreten und angehalten werden, typische Beziehungsmuster zu identifizieren, die in Zukunft zu einem Rückfall führen könnten, und so vermeiden, dass ihnen die neu geschaffene Situation wieder entgleitet. Eltern können daran erinnert werden, dass sich die meisten Menschen ändern können und dass man nicht allein aufgrund des früheren Verhaltens eines Expartners für immer nur das Schlimmste befürchten muss. Für Situationen, die problematische Beziehungsmuster aktivieren könnten, lassen sich spezifische Vorkehrungen treffen. Beispielsweise kann festgelegt werden, wie und wann Absagen oder Verschiebungen vereinbarter Kontakttermine erklärt werden sollen. Zu diesem Zweck kann man jeweils einen vertrauenswürdigen Erwachsenen im sozialen Netzwerk beider Eltern bitten, gegebenenfalls im Interesse des betreffenden Elternteils zu verhandeln. Dies kann dazu beitragen, die nicht selten explosiven Reaktionen beider Eltern zu mäßigen und es ihnen so zu ermöglichen, sich selbst, ihre Kinder und den Expartner besser zu mentalisieren.

8 Reflektierende Praxis

8.1 Das Management von Risiken

Der Begriff »reflektierende Praxis« (*reflective practice,* siehe Schön 1983) bezeichnet die Fähigkeit, die eigene gutachterliche und therapeutische Arbeit, die eigenen Handlungen, Gedanken und Gefühle kritisch zu sehen und so permanentes Lernen zu ermöglichen, insbesondere wenn es um komplexe klinische Arbeit geht. Mit Eltern zu arbeiten, die sich in starken Konflikten befinden, kann für Kliniker sehr belastend sein und zu »kumulativer Angst, Reizbarkeit und Depression führen, intensiviert durch körperliche Ermüdung und ein Gefühl der Erschöpfung« (Wallerstein 1997). Klare Regeln und Verfahrensweisen hinsichtlich der Sicherheit und des Einverständnisses der Klienten müssen vereinbart sein, damit die Familienmitglieder und die behandelnden Kliniker geschützt werden. Nun sind Richtlinien für die praktische Arbeit zwar wichtig, sie reichen aber nicht aus, wenn sie nicht mit selbstreflexiver Praxis verbunden sind, die sich der Herausforderungen bewusst ist, mit denen solche Familien die Mentalisierungsfähigkeit des Klinikers konfrontieren, und wenn sie nicht spezifische Techniken für den Umgang mit ihnen anwenden.

Kliniker, die Kinder und ihre Familien unterstützen, müssen grundsätzlich Sicherheit gewährleisten, was permanente Einschätzung aktueller Gefahren und ihre Einhegung erfordert. Weitere spezifische Aspekte der Sicherheit in stark zerstrittenen Familien beziehen sich darauf,

a) die Eltern auf der Basis einer umfassenden Aufklärung zur Einwilligung in die Arbeit zu bewegen *(informed consent)*
b) sich über die vom Kind geäußerten Wünsche und Empfindungen möglicherweise hinwegzusetzen und
c) mit Kritik der Eltern an der Arbeit des Klinikers kompetent umzugehen.

Werden diese Aspekte nicht von Anfang berücksichtigt, kann die Arbeit erheblich verzögert werden und sich in Form schwerwiegender Stresserlebnisse der Eltern, Kinder und Kliniker niederschlagen, eventuell verbunden mit der Reinszenierung der intrafamiliären Probleme durch das umfassendere System, was weitere Schwierigkeiten nach sich ziehen kann. Wird diese Art von Arbeit im Rahmen eines bewährten Teams oder einer Organisation in Angriff genommen, können Kliniker mit der Unterstützung rechnen, über die sie, allein auf sich gestellt, möglicherweise nicht verfügen. Regelmäßige Supervision und die Mitgliedschaft in speziellen Interessengruppen sowie die Teilnahme an gezielten Fortbildungen ist für Kliniker generell sehr wichtig, ganz besonders aber für diejenigen, die nicht auf die Unterstützung eines Teams oder einer Organisation zurückgreifen können.

8.2 Einverständnis mit der Zielsetzung und Umgang mit »Doppelbotschaften«

In Anbetracht der Ambivalenz vieler Eltern, die auftritt, wenn es um Veränderungen des Status quo geht, ist es wichtig, sich von Anfang an über die Ziele der Arbeit im Klaren zu sein. Sobald eine Vereinbarung über beabsichtigte Untersuchungen und therapeutische Interventionen erreicht ist – mit dem Hauptziel, die Beziehung eines Kindes zu seinen *beiden* Eltern zu verbessern –, empfiehlt es sich, das elterliche Einverständnis mit der vorgeschlagenen Arbeit zu bestätigen:

1. »Sie sind detailliert über die beabsichtigte Arbeit informiert worden.«
2. »Sinn und Zweck der Intervention sind ihnen erklärt worden.«
3. »Im Zusammenhang mit der Intervention getroffene Maßnahmen zur Gewährleistung von körperlicher und emotionaler Sicherheit und Schutz sind Ihnen verständlich gemacht worden.«
4. »Sie sind darauf hingewiesen worden, dass sich bei dieser Arbeit Kinder während der Wiederherstellung des Kontakts zum distanzierteren Elternteil oder bei der Verstärkung dieses Kontakts zunächst oft unwohl fühlen werden.«

Beide Eltern können gebeten werden, Faktoren zu benennen, die Fortschritte verhindern könnten, und sich darüber zu äußern, unter welchen Umständen die Arbeit unterbrochen oder beendet werden soll. Beispielsweise könnte sich ein Vater, der seinem Kind nahesteht, bezüglich der Frage, ob der Kontakt seines Sohnes zur Mutter in dessen wohlverstandenem Interesse ist, später beklagen, sein Sohn sei »gezwungen« worden, mit seiner Mutter zusammenzutreffen. Wird diese Art von Ambivalenz explizit als etwas benannt, das Veränderung verhindert, kann der Vater entscheiden, ob er sich von der Arbeit zurückzieht – und es ist oft so, dass Fälle dieser Art das Gericht involvieren – oder ob er sich eine andere Position zu eigen machen will, nämlich die Wiederherstellung des Kontakts der Mutter zu ihrem gemeinsamen Sohn trotz aller Proteste des Sohnes voll zu unterstützen. Er kann nicht diese Position vertreten und sich gleichzeitig darüber beklagen, sein Sohn sei »gezwungen« worden, Kontakt zu seiner Mutter aufzunehmen.

Gleich zu Beginn der Arbeit sollte klargestellt werden, dass es den Eltern – nicht dem Kliniker – obliegt, sich um das physische und emotionale Wohl ihres Kindes zu kümmern und für seine Sicherheit und seinen Schutz zu sorgen. Dies bedeutet auch, dass der Elternteil, der dem Kind näher ist, ihm versichert, dass er den Kontakt zum distanzierteren Elternteil voll unterstützt. Leider vermitteln nähere Elternteile in diesen Situationen oft »Doppelbotschaften« (siehe Beispiele in Kasten 8.1): Dabei handelt es sich um zwei verbale oder nichtverbale Äußerungen, die einander widersprechen und sich gegenseitig ausschließen. Die doppeldeutigen Inhalte der gesprochenen Worte wie auch die damit verbundene Mimik, Gestik und der begleitende Tonfall erzeugen in dem betroffenen Kind Verwirrung und Stress und stellen es vor das Dilemma, wie es sich verhalten soll, denn beide Botschaften können nicht gleichzeitig befolgt oder für wahr gehalten werden. Wenn die Vermittlung von Doppelbotschaften vom Kliniker direkt beobachtet oder bemerkt wird, wird der betreffende Elternteil darauf aufmerksam gemacht und angeregt, sein Kind zu mentalisieren – allerdings möglichst nicht im Beisein des Kindes.

- Das bedrückte Verhalten des Kindes beim Kontakt führt dazu, dass der nähere Elternteil für das Kind deutlich sichtbar gestresst wird, was das Leiden des Kindes noch verstärkt.
- Der nähere Elternteil spricht herabwürdigendes und feindseliges Verhalten des Kindes gegenüber dem distanzierteren Elternteil nicht direkt an und gebietet ihm nicht Einhalt.
- Der nähere Elternteil fordert das Kind auf, Kontakt zum distanzierteren Elternteil aufzunehmen, fragt das Kind aber gleichzeitig nach seinen Präferenzen oder verhandelt mit ihm (z. B.: »Möchtest du am Tisch bei deiner Mutter oder lieber näher bei mir sitzen?« – »Wenn du jetzt deinen Vater besuchst, können wir anschließend zusammen etwas sehr Schönes unternehmen.« – »*Ich* habe nicht gesagt, dass du deine Mutter treffen sollst; das war das Gericht.«).

- Der nähere Elternteil unterstützt den Kontakt verbal, vermittelt dem Kind aber nonverbal, dass es sich in einer unangenehmen oder riskanten Situation befindet, beispielsweise durch sehr ängstliches oder besorgtes Dreinblicken; oder indem er ununterbrochen und exzessiv Bestätigungen anbietet; oder indem er das Kind körperlich festhält und gleichzeitig sagt: »Du musst deinen Vater treffen.«
- Der nähere Elternteil schaut den Kliniker ständig an, um von ihm praktische Ratschläge zu erhalten. Dabei sagt er wiederholt zum Kind: »Ich möchte, dass du dich mit deinem Vater triffst«, wendet sich aber, wenn das Kind protestiert, gleichzeitig an den Kliniker und fragt ihn: »Was soll ich jetzt sagen?«, womit impliziert wird, dass es eigentlich Aufgabe des Klinikers, nicht seine ist, den Kontakt zum distanzierteren Elternteil herzustellen und für den Erfolg der Begegnung zu sorgen.
- Der nähere Elternteil erweckt während des Treffens den Eindruck, die Kontaktaufnahme zu unterstützen, setzt aber anschließend mithilfe von Freunden, Großeltern, Sozialarbeitern und Lehrern alles daran zu »beweisen«, dass jede weitere Arbeit an der Wiederherstellung oder Verbesserung des Kontakts für das Kind schädlich ist.
- Der nähere Elternteil interagiert mit dem distanzierteren Elternteil feindselig, erklärt aber dem Kind, es sei »wichtig, dass du deine Mutter triffst, weil ich sonst in Schwierigkeiten komme«.

Kasten 8.1: Beispiele für auf »Doppelbotschaften« basierende Interaktionen zwischen dem näheren Elternteil und dem Kind

Es gibt Situationen, in denen Kinder körperlichen Kontakt mit dem Kliniker herstellen, beispielsweise beim Händeschütteln oder bei bestimmten Spielen. Manchmal suchen sie auch direkt körperliche Geborgenheit und wollen umarmt oder gehalten werden. In manchen Situationen haben auch Kliniker das Bedürfnis, ein Kind in den Arm zu nehmen, um es zu trösten oder festzuhalten, damit es sich nicht verletzt. Kliniker können sich auch gedrängt fühlen, ein Kind direkt zu schützen, etwa wenn sich ein Elternteil ihm gegenüber aggressiv verhält. Stark gestresste Kinder werfen manchmal mit Gegenständen um sich, treten gegen Möbelstücke und zerstören Eigentum anderer; und sie werden dem distanzierteren Elternteil oder dem Kliniker gegenüber körperlich aggressiv. Manchmal rennen Kinder in diesem Zustand auf eine stark befahrene Straße, und der anwesende Elternteil denkt gar nicht daran, dem Kind hinterherzulaufen und für seine Sicherheit zu sorgen. Der Kliniker hat dann keine andere Wahl, als dem Kind zu folgen und zu verhindern, dass es sich in Gefahr bringt, was unter Umständen die Anwendung physischen Zwangs erfordert. In solchen Situationen ist es besonders nützlich, im Rahmen einer Einrichtung zu arbeiten, die klare Regeln dafür entwickelt hat, wann körperlicher Kontakt und andere Maßnahmen, die Kinder beruhigen und vor Selbstverletzungen schützen, genutzt werden können.

Wenn sich ein Kind bei einem Treffen provokativ oder gar aufsässig verhält, macht der ihm nähere Elternteil den Kliniker manchmal dafür verantwortlich, das Kind zu beruhigen; oder er erklärt in Gegenwart des Kindes, dessen Reaktion sei verständlich und außerdem ein Beleg dafür, wie schlecht der distanziertere Elternteil in der Vergangenheit mit dem Kind umgegangen sei, was wiederum als »Beweis« dafür herangezogen wird, wie »traumatisch« der Umgang mit ihm für das Kind sei. In Fällen, in denen sich das Kind während des direkten Kontakts mit dem distanzierteren Elternteil oder schon vorher stark aufregt und sein Verhalten eskaliert, kann man vor einem Kontakt mit dem näheren Elternteil diskutieren, wie man mit dem Kind, falls es gestresst ist, am besten umgehen sollte und welche Strategien der Elternteil eventuell anwenden könnte. In solchen Situationen ist die Anwesenheit von zwei Klinikern empfehlenswert, weil das Geschehen sehr hitzig werden kann. Außerdem schützt eine solche Zusammenarbeit die Kliniker, wenn ein Elternteil die Intentionen oder Handlungen des einen Klinikers falsch versteht und dann unberechtigte und haltlose Anschuldigungen äußert, etwa der Kliniker habe das Kind festgehalten oder es auf andere Weise daran gehindert, den Beratungsraum zu verlassen. Speziell für diese Art von Arbeit sollten pragmatische Richtlinien existieren, die Grenzen klar definieren und Kindern ausreichenden Schutz garantieren. Eine solche Richtlinie könnte beispielsweise beinhalten, dass Kliniker zu einem Kind niemals aktiv in körperlichen Kontakt treten. Sucht ein Kind allerdings körperlichen Kontakt zum Kliniker, indem es sich beispielsweise an ihn klammert, muss das Bedürfnis des Kindes verbal benannt und sanft zum verantwortlichen Elternteil oder zur zuständigen Pflegeperson zurückgeleitet werden. Dies dient der Vermeidung späterer Vorwürfe, der Kliniker habe das Kind physisch genötigt, zu seinem distanzierteren Elternteil in Kontakt zu treten. Eine genaue Dokumentation aller Vorgänge ist bei dieser Arbeit unverzichtbar, und sei es nur, um eventuellen Vorwürfen, der Kliniker habe sich nicht korrekt verhalten, begegnen zu können.

Weigert sich ein Kind grundsätzlich, einen Raum zu betreten, in dem sein entfremdeter Elternteil darauf wartet, zu ihm in Kontakt zu treten, kann eine zuvor vereinbarte Folge von Handlungen des Klinikers und beider Eltern initiiert werden. Diese werden mit beiden Eltern separat abgesprochen und vereinbart und möglichst mittels Rollenspiel vor dem Kontakt geübt. Im Allgemeinen geht es in dieser Vorbereitung um Anregungen, wie der nähere Elternteil das Kind ermutigen kann, Kontakt aufzunehmen, indem er auf eine für das Kind verständliche Weise die Wichtigkeit dieses Kontakts erläutert und ihm ruhig und knapp erklärt, was von ihm erwartet wird. Rollenspiele mit dem distanzierteren Elternteil könnten sich auf einige denkbare Szenarien konzentrieren, etwa darauf, dass sich das Kind bei dem Kontakt gar nicht äußert oder dass es sich rüpelhaft verhält oder den distanzierteren Elternteil sogar körperlich angreift – und mögliche Reaktionen auf solche Situationen können dann erwogen und geprobt werden.

8.3 »Traumatischer« Kontakt

In ein besonders schwieriges Dilemma gerät der Kliniker, wenn der nähere Elternteil – manchmal unterstützt durch mit ihm verbündete professionelle Helfer – fordert, die Arbeit an der Wiederherstellung des Kontakts völlig zu beenden, weil das Kind sehr aufgebracht und ablehnend darauf reagiert. Beim Abwägen des Für und Wider im Hinblick auf weiteren Kontakt müssen die Auswirkungen auf das Alltagsleben des Kindes berücksichtigt werden. Das kann zu einer Veränderung der Frequenz der Kontakttreffen führen, damit die Stabilität im häuslichen und schulischen Leben des Kindes möglichst weitgehend erhalten bleibt; dies zu erreichen erfordert einen schwierigen Balanceakt, dessen Erfolg ständig unter Beobachtung gehalten werden muss. Berichten beispielsweise Lehrer über ein Kind im Alter von 14 Jahren, es wirke an den Tagen vor und nach dem Kontakt mit dem distanzierteren Elternteil verschlossen und abwesend, könnte man erwägen, diese Kontakte anfangs seltener stattfinden zu lassen, um zu verhindern, dass die schulische Situation negativ beeinflusst wird.

Bei einem jüngeren Kind, beispielsweise im Alter von sieben Jahren, ist die Gefahr langfristiger negativer Auswirkungen auf die schulische Leistungen geringer, und intensivere Arbeit an der Wiederherstellung des Kontakts kann stattfinden, damit so schnell wie möglich bessere Beziehungen zu dem distanzierteren Elternteil entwickelt und unterhalten werden können.

Es gibt auch Umstände, in denen direkter Kontakt mit einem Elternteil, der ein Kind vorher misshandelt hat, retraumatisierend wirken kann. Die Wahrscheinlichkeit einer solchen Retraumatisierung kann jedoch bei den Kontakttreffen eingeschätzt und durch entsprechende Vorbereitung und strikte Kontaktbegleitung verringert werden. Grundsätzlich gilt die Maxime, dass Kontaktförderung nur stattfinden sollte, wenn alle Beteiligten sich einig sind, dass

a) Kontakt zu beiden Eltern im wohlverstandenen Interesse des Kindes liegt, und dass
b) der Widerstand gegen Kontaktaufnahme vonseiten des Kindes in keinem angemessenen Verhältnis zu eventuellen negativen Erlebnissen steht, die das Kind unter der Obhut des distanzierteren Elternteils in der Vergangenheit gehabt hat.

Manchmal erklären sich Eltern anfangs bereit, bei der empfohlenen Begutachtung und den daran anschließenden therapeutischen Interventionen vollständig zu kooperieren, doch ihr Enthusiasmus schwindet später, oder sie sabotieren die weitere Arbeit sogar aktiv. In solchen Fällen muss der Kontakt zwischen dem Kind und dem distanzierteren Elternteil eventuell zeitweise unterbrochen und die weitere Kooperationsbereitschaft beider Eltern überprüft werden. Der Kliniker kann dann in einem kurzen Bericht beschreiben, was Veränderungen im Wege steht, und falls es zu einem Gerichtsverfahren kommt, kann dieser Bericht vorgelegt werden. Die Kontaktarbeit wird dann erst wieder aufgenommen, nachdem geklärt und bearbeitet worden ist, was dem Fortschritt und den möglichen Veränderungen im Wege stand. Der Kliniker erklärt dem Kind – die Einwilligung beider Eltern vorausgesetzt – die Lage, um einerseits das bereits Erreichte zu bewahren und andererseits zu vermeiden, dass das Kind für den Stillstand verantwortlich zu sein glaubt. Ein Beispiel für eine solche Erklärung wird in Kasten 8.2 vorgestellt.

»Lieber John,

danke, dass du mit deiner Mutter gekommen bist, um dich mit uns und deinem Vater zu treffen. Wir haben hier ein paar große Veränderungen erlebt. Am Anfang warst du sehr aufgebracht, wenn du auch nur seinen Namen hörtest, und du hattest all das Gute vergessen, das du mit ihm erlebt hast. Deine Mutter und dein Vater haben dir dann geholfen, dich an einige glücklichere Situationen zu erinnern, zum Beispiel daran, wie ihr euch gemeinsam die Fotos aus Disneyland angeschaut habt. Dein Vater hat auch gehört, was du darüber gesagt hast, dass er zu Hause manchmal so laut geschrien hat und wie dich das aufgeregt hat. Er hat dir gesagt, dass ihm das jetzt sehr leid tut und dass ihm klar geworden ist, dass das nicht richtig war. Deine Mutter und dein Vater haben dir geholfen zu verstehen, dass du dich vor deinem Vater nicht zu fürchten brauchst, und du hast selbst gemerkt, dass er dir nicht böse ist, weil du ihn nicht sehen wolltest. Wir halten es für sehr wichtig, dass du deinen Vater weiter triffst, aber uns ist aufgefallen, dass deine Mutter – vielleicht weil deine Eltern in ihrer Beziehung sehr große Schwierigkeiten haben – sich sehr aufregt, wenn sie dich zu den Treffen mit deinem Vater bringt, obwohl sie sich bemüht, dabei ruhig zu bleiben. Wir haben gesehen, dass du dich dann auch aufregst, und wir finden das verständlich. Das macht es dir schwer, Zeit mit deinem Vater zu verbringen. Du und deine Mutter regen sich dann sehr auf. Wir könnten uns vorstellen, dass es besser wäre, wenn deine Omi dich zu den Treffen bringen würde, und deine Mutter, dein Vater und die Omi werden darüber nachdenken. Wenn sie sich entschieden haben, werden wir mit dem Kontakt wieder beginnen.«

Kasten 8.2: Beispielbrief an das Kind

8.4 Vorwürfe und Beschwerden

Eltern, die sich in länger andauernden gerichtlichen Auseinandersetzungen befinden, beschweren sich häufig informell oder formell über Kliniker, Sozialarbeiter, Anwälte und sogar Richter. Manche Eltern machen rechtliche Streitigkeiten fast zu ihrem Lebensinhalt. Natürlich haben Familien, die sich in einem begutachteten und therapeutischen Prozess befinden, das Recht, sich zu beschweren, wenn sie sich wegen der Qualität der Betreuung, die sie erhalten, Sorgen machen, und es muss natürlich für Familien grundsätzlich eine Beschwerdemöglichkeit geben. Doch oft spiegeln die Beschwerden, die Eltern und Kinder vorbringen, die verfahrene familiäre Dynamik: Kliniker werden beschuldigt, weil sie angeblich für einen Elternteil Partei ergreifen, oder der klinische Arbeitsprozess selbst wird angegriffen, was komplexe und zeitaufwendige administrative Verfahren nach sich ziehen kann. Solche Entwicklungen verzögern die Arbeit oft, weil die Beschwerden formell korrekt untersucht werden müssen. Abgesehen von der Verlangsamung oder manchmal vollständigen Verhinderung des Fortgangs der Arbeit, können solche Verfahren auch die behandelnden Kliniker stark unter Druck setzen. Und die betroffenen Kinder erleben erneut eine verwirrende Situation, weil nach erster Kontaktanbahnung der distanziertere Elternteil erneut buchstäblich »verschwindet« und die Arbeit völlig zum Erliegen kommt, während die zuständigen Behörden der Beschwerde nachgehen. Beschwerden dieser Art werden vor allem vom näheren Elternteil vorgebracht; sie können manchmal aber auch vom distanzierteren Elternteil ausgehen, wenn es beispielsweise Meinungsverschiedenheiten darüber gibt, wie schnell der Kontakt intensiviert werden sollte. Dann wird der Interventionsprozess zum Konfliktgegenstand.

Die formelle Untersuchung von Beschwerden erfordert oft die Bereitstellung detaillierter klinischer Akten und der Korrespondenz, deren Sichtung Anlass für weitere Beschwerden geben kann. Solch ein kostenintensiver und zeitaufwendiger Prozess spiegelt jene »chronischen Rechtsstreitigkeiten«, die für manche Familien charakteristisch sind. Die eingeleiteten Untersuchungen ergeben in der Regel, dass die jeweilige Beschwerde unbegründet war. Manchmal folgen dann weitere Beschwerden darüber, wie mit der ersten Beschwerde verfahren wurde – bis die Beschwerdeverfahren einer Institution erschöpft sind, meist zum vehementen Unmut der streitenden Eltern. Aber auch dann noch können Beschwerden durch Einschaltung der Berufsorganisation des beschuldigten Klinikers weiterverfolgt und im Internet können diffamierende Kommentare publiziert werden. Ein solides Sicherheitsnetz der betreffenden klinischen Einrichtung trägt dazu bei, die Arbeit vor »Sabotage« durch (unbegründete) formelle Beschwerden und gleichzeitig das Recht von Familien, sich zu beschweren, zu schützen. Ist ein Fall schon vor Gericht, ist es wahrscheinlich am sinnvollsten, Beschwerden über das Vorgehen und die Zielrichtung der Arbeit gleich vom Gericht klären zu lassen. Aber selbst wenn diese Schutzmaßnahmen getroffen sind, kann weiteres

Einreichen von formellen Beschwerden den Fortschritt der therapeutischen Arbeit stark gefährden oder gar permanent blockieren.

Einige Eltern greifen zu dem Mittel, insgeheim – und damit ohne Einwilligung der anderen Seite – Audioaufnahmen von den verschiedenen Treffen zu produzieren, oft mit dem Ziel zu »beweisen«, dass der Kliniker voreingenommen, respektlos oder tyrannisch war. Andere Eltern versehen ihre Kinder während der Kontakttreffen mit dem anderen Elternteil mit verborgenen Aufnahmegeräten, um genau zu wissen, was sie sagen, wenn sie vom Kliniker untersucht werden – manchmal mit Wissen der Kinder, manchmal ohne. Fragt man diese Eltern, warum sie es für notwendig hielten, ein Treffen heimlich aufzunehmen, antworten sie oft, sie hätten das Gefühl, ihnen würden die Worte im Mund »herumgedreht« oder sie würden »aus dem Zusammenhang gerissen« oder die professionellen Helfer würden absichtlich »lügen« bezüglich dessen, was bei einem Treffen gesagt worden sei. Wenn Eltern ausdrücklich fragen, ob sie Audioaufnahmen von Treffen machen dürfen, ist es Sache des Klinikers, darüber zu befinden, ob er das für angemessen hält oder nicht. Falls er damit einverstanden ist, muss bedacht werden, dass Tonaufnahmen – und insbesondere solche, auf denen der Expartner spricht – anderen zu Gehör gebracht werden können, ohne dass zuvor das Einverständnis aller beteiligten Personen festgestellt wurde. Und das ist ein schwerwiegender Vertrauensbruch, insbesondere wenn die Aufnahmen Anwälten, Familienmitgliedern oder Freunden vorgespielt werden, um zu demonstrieren, wie »übel« oder »dämlich« der andere Elternteil ist.

8.5 Co-Working und andere Formen der Zusammenarbeit

Angesichts der komplexen Dynamik in den meisten stark zerstrittenen Familien, die in Rechtsstreitigkeiten verwickelt sind, ist Co-Working ratsam. Die Zusammenarbeit eines Klinikers mit einem Kollegen ermöglicht den reflektiven Austausch vor den Treffen, während der Treffen und nach den Treffen und die Erforschung unterschiedlicher Ansichten und von Meinungsverschiedenheiten, sie ermöglicht außerdem fruchtbare Infragestellungen. Häufig identifizieren sich Kliniker – aufgrund ihrer persönlichen Erfahrungen oder ihrer kulturellen Identität – stärker mit dem einen Elternteil als mit dem anderen. Sorgsames Untersuchen und Verstehen solcher Dynamiken ermöglicht effektivere Arbeit. Und in Anbetracht dessen, wie leicht die Mentalisierungsfähigkeit eines Klinikers bei der Arbeit mit Expartnern, die in schwerwiegende Konflikte verwickelt sind, ausfallen kann, ist die Präsenz eines anderen Kollegen und seiner Ideen und Sichtweisen förderlich, insofern dadurch beispielsweise der Fokus der Aufmerksamkeit zurück auf das Kind gelenkt wird. Einen anderen Kontext für selbstreflexive therapeutische Arbeit erschließen unabhängige Supervision und Teamtreffen, welche die Auseinandersetzung mit alternativen Sichtweisen und anderen Interventionen eröffnen. Häufigkeit und Dauer fallbezogener reflektierender Diskussionen hängen u. a. von der Komplexität der jeweiligen Arbeit ab, und sie können zwischen fünf Minuten und einer Stunde variieren. Einen Rahmen für Co-Working beschreibt Tabelle 8.1:

Was?	**Mit wem?**	**Wie oft?**
Debriefing (Nachbesprechung)	Kollege	möglichst nach jedem Treffen
Fallbesprechung	Kollege	alle 1–2 Wochen
Fallbesprechung/spezifisches Dilemma/diskutiertes Problem	Team (im Idealfall ein multidisziplinäres Team)	alle 2–3 Wochen oder regelmäßiger, falls nötig
individuelle Supervision	klinischer Supervisor	abhängig von der Erfahrung des Klinikers und mindestens monatlich

Tab. 8.1: Ein Rahmen für Co-Working

9 Frühe Interventionen zur Vermeidung von Rechtsstreitigkeiten

9.1 Letzter Versuch oder Trennung?

Eine Trennung ist für jeden Menschen ein großer Schritt, der seinen Tribut fordert, wobei die Emotionen zwischen Gram und Erleichterung pendeln können, zwischen Trauer und Wut, zwischen Schock und Leugnen. Kinder wollen in der Regel mit ihren beiden Eltern unter einem Dach zusammenleben – es sei denn, zwischen den Eltern bestehen schon seit sehr langer Zeit starke Streitigkeiten, in welche die Kinder permanent verwickelt sind. Der Prozess des Akzeptierens und der Anpassung an die neue Lebenssituation verläuft gewöhnlich für alle Beteiligten sehr langsam – vor allem aber für die Kinder. Unmittelbar anstehende Entscheidungen über praktische Dinge wie finanzielle Regelungen sind oft komplex und fördern viele Meinungsverschiedenheiten zutage. Deshalb suchen die Streitenden häufig professionelle Hilfe, allerdings eher getrennt voneinander als gemeinsam.

Wenn eine Ehe oder eine andere langfristige Beziehung zerbricht und Eltern sich trennen, entwickeln die Kinder meist mit beiden Eltern neue Formen des Zusammenlebens. Die Expartner beziehen in der Regel separate Wohnungen, es sei denn, sie bleiben aus ökonomischen Gründen weiter unter einem Dach. Andere entscheiden sich für das sogenannte Nestmodell, um die Belastung der Kinder möglichst gering zu halten: Die Expartner wohnen dann jeweils bei einem Freund oder einem anderen Familienmitglied und übernehmen die Betreuung der Kinder abwechselnd, indem sie für eine gewisse Zeit in das Heim der Familie ziehen, wo die Kinder dauerhaft wohnen. Wenn Eltern es nicht schaffen, sich nach der Trennung auf eine bestimmte Art, das Familienleben zu gestalten, zu einigen – was bei stark zerstrittenen Partnern oft der Fall ist –, werden Anwälte und Gerichte eingeschaltet und Kliniker und andere Außenstehende zur Hilfe gerufen. Das ist meist sowohl in finanzieller als auch emotionaler Hinsicht sehr kostspielig. Deshalb sollten Eltern, die sich trennen wollen, dazu angehalten werden, Rechtsstreitigkeiten und Gerichtsverfahren zu vermeiden.

Es gibt verschiedene Möglichkeiten, Trennungen und Scheidungen ohne hohe Kosten zu vollziehen. Viele Paare einigen sich auf eine Zeitspanne der informellen Trennung, bevor die Beziehung »offiziell« aufgelöst wird und konkrete rechtliche Auswirkungen hat. Eltern, die sich zunächst versuchsweise trennen, tun dies, um ihre Beziehung zu verbessern und ihre Kinder vor den negativen Auswirkungen einer dauerhaften Trennung zu bewahren. Eine zeitweilige Distanz kann helfen, neue Perspektiven zu entwickeln, und oft gelingt es auf diese Weise, die Familie langfristig zusammenzuhalten. Diese Möglichkeit ist am erfolgversprechendsten, wenn klare Trennungsvereinbarungen getroffen werden, die Aspekte wie die Versorgung der Kinder, den Kontakt zwischen den Kindern und beiden Eltern sowie Regelungen in finanziellen Fragen bezüglich Vermögen und Besitz einschließen. Kurz gesagt, es geht es um Themen räumlicher, wirtschaftlicher und emotionaler Trennung. Grundsätzlich können Eltern diese Dinge selbst zu regeln versuchen, bevor sie sich an einen Anwalt wenden. Werden die vereinbarten Regelungen schriftlich festgehalten, können beide Parteien sich in späteren Scheidungsverhandlungen darauf berufen. Die Hinzuziehung von Anwälten zu solchen Verhandlungen ist kostspielig. Die Anwälte beider Parteien versuchen dann, eine Lösung im Sinne ihrer Klienten auszuhandeln, ohne ein Gericht einzuschalten. Eine weitere Möglichkeit ist eine Mediation, bei der die Eltern Probleme, die mit ihrer Trennung zusammenhängen, mithilfe eines professionellen Familienmediators zu lösen versuchen. Mediation wird vielfach als Möglichkeit zur Auflösung familiärer Streitigkeiten bevorzugt. In vielen europäischen Ländern und in Nordamerika werden solche Mediationssitzungen empfohlen, und in einigen Ländern ist die Teilnahme daran sogar verpflichtend. Damit ist die Hoffnung verbunden, dass es gelingt, eine Übereinkunft zu erzielen, vor allem um die Situation noch abhängiger Kinder erträglich zu gestalten. Eine rechtliche Trennung ist etwas anderes als eine Scheidung, denn es fehlt ihr die Endgültigkeit einer Scheidung, und sie wird häufig aufgrund von familiärem oder kulturellem Druck oder aus religiösen Gründen bevorzugt. Die Eltern bleiben dann rechtlich verheiratet, müssen sich aber bezüglich ihrer finanziellen Situation und der Versorgung der Kinder an gerichtliche Auflagen halten. Dies kann Raum für eine »Abkühlphase« schaffen, in der eine Beratung und eine Versöhnung stattfinden können.

9.2 Entwickeln eines gemeinsamen »Mantras« zum Schutz der Beziehung der Kinder zu beiden Eltern

Viele getrennte Eltern wissen durchaus, wie wichtig es ist, dass ihre Kinder eine Beziehung zu beiden Partnern unterhalten, und sie machen diese Einsicht in ihrem Verhalten zur höchsten Priorität. Doch tiefgreifende Konflikte zwischen den Expartnern und die starken und komplexen Gefühle, die in Zusammenhang damit entstehen, können bewirken, dass den Eltern diese Priorität aus dem Blick gerät. Das gilt insbesondere für Familien, in denen ein Elternteil – oder sogar beide – in Abwesenheit eines eigenen Elternteils aufgewachsen ist oder in denen ein starkes familiäres Narrativ existiert, dass man sehr gut mit nur einem Elternteil mit Leben ausfüllen kann. Manchmal gibt es in solchen Familien auch andere Elternfiguren, von denen angenommen wird, dass sie die Rolle des abwesenden Elternteils ersetzen können. Viele Kinder alleinerziehender Eltern gedeihen zweifellos gut und profitieren vom Input ihrer erweiterten Familie und der Freunde ihrer Familie. Dies ändert aber nichts an der negativen Wirkung der Verstrickung von Kindern in elterliche Konflikte, die dazu führt, dass die Kinder zu einem der bisher geliebten Eltern physisch und psychisch den Kontakt verlieren.

Wenn Eltern kurz vor der Trennung stehen, können sie, falls beide es wünschen, Hilfe in Form einer Paarberatung oder -therapie suchen. Das kann z. B. von Nutzen sein, um zu verstehen, dass und wie sich ihre Erlebnisse mit ihren eigenen Eltern von der Situation ihrer Kinder und der Art von Zuwendung, die sie brauchen, unterscheiden. So können Eltern, die selbst emotional und körperlich von einem eigenen Elternteil misshandelt worden sind, davon profitieren, darüber nachzudenken, wie sich dies auf ihre Sicht des Familienlebens und ihrer Aufgaben als Eltern ausgewirkt haben könnte. Die angstbesetzten Repräsentationen des misshandelnden Elternteils, oft obendrein noch mit Schuldgefühlen belastet, die darauf beruhen, dass sie diesen Elternteil aktiv zurückgewiesen haben, können Eltern dazu motivieren, die Beziehung ihrer Kinder zu beiden Eltern besonders zu schützen. Hingegen kann z. B. die Verteufelung einer entfremdeten und abwesenden Mutter in der Kindheit eines Vaters dazu führen, dass er das »Familienskript« wiederholt und darauf besteht, dass die Kinder unter Ausschluss der Mutter allein vom Vater aufgezogen werden, ohne dass den Betreffenden dieses Skript bewusst ist. Suchen getrennte

Eltern psychologische Hilfe in Form einer Elternberatung, können solche Familienskripts untersucht und es kann festgestellt werden, wie die eigenen Kindheitserlebnisse die Entstehung und Gestaltung von Beziehungen, einschließlich derer zu den eigenen Kindern, beeinflussen. An einer Paarberatung für Eltern müssen beide Eltern nicht unbedingt gleichzeitig teilnehmen; dies wird oft als zu stressig empfunden, insbesondere wenn die Emotionen hohe Wellen schlagen und die Trennung mit starker Verbitterung einhergeht.

Für den Prozess der elterlichen Trennung von Anfang an ein gemeinsames Mantra zu entwickeln, dem sich beide Eltern ausdrücklich verpflichten, vermag die guten Intentionen zu schützen, die fast alle Eltern haben. Ein solches Mantra könnte lauten: »Wir werden uns bemühen, die Beziehung unserer Kinder zu uns beiden zu schützen, ganz gleich, wie stark die Konflikte zwischen uns auch sein mögen.« Dies beinhaltet auch, dass sich beide den folgenden Prinzipien verpflichten:

- Wir werden uns bemühen, unsere Kinder davor zu bewahren, dass sie direkt dem Konflikt zwischen uns ausgesetzt sind (was Auseinandersetzungen über Kontakt- und Aufenthaltsregelungen einschließt); und wir werden dafür sorgen, dass sie auch nicht indirekt davon betroffen sind, indem sie beispielsweise Zeugen unserer eigenen kritischen Äußerungen oder negativen Gefühle dem Expartner gegenüber werden oder indem sie kritische Gespräche mithören oder entsprechende Äußerungen in sozialen Medien sehen.
- Wir werden unseren Kindern ein konsistentes und kohärentes Narrativ darüber präsentieren, warum wir uns getrennt haben, ohne einander darin zu beschuldigen; und wir werden ihnen ausdrücklich versichern, dass ihre Beziehung zu ihren beiden Eltern von der Beziehung ihrer Eltern zueinander unabhängig ist.
- Wir werden uns bemühen, unseren Kindern ein konsistentes Erlebnis ausreichender elterlicher Zuwendung zu ermöglichen, indem wir schriftlich eine Vereinbarung über die Erfüllung unserer elterlichen Aufgaben formulieren und sie in festgelegten Intervallen überprüfen.
- Sollte es uns trotz unserer Bemühungen in bestimmten Situationen nicht gelingen, diesen Zielen zu entsprechen, werden wir uns mit dem anderen Elternteil umgehend über unsere

Besorgnisse austauschen, entweder direkt oder über eine dritte Person, auf deren Vermittlerrolle wir uns vorher verständigt haben.

- Wir werden unsere Kinder weder direkt noch indirekt (beispielsweise indem wir sie um detaillierte Berichte bitten, was sie im Umgang mit dem anderen Elternteil erleben) befragen, ob und wie ihr anderer Elternteil seine Verpflichtung, die hier aufgeführten Prinzipien zu beherzigen, erfüllt.

9.3 Aufrechterhaltung des gemeinsamen Mantras

Für wohlmeinende Eltern ist es in der Regel nicht schwer, sich in der Anfangszeit ihrer Trennung den oben genannten Prinzipien zu verpflichten; schwieriger kann es für sie sein, sich auch während heftiger Konflikte daran zu halten sowie in Situationen, in denen sie aufgrund des Scheiterns ihrer Beziehung mit starken Emotionen kämpfen. Gefühle des Verlustes und der Trauer, der Wut und des Verrats, der Scham und der Enttäuschung können von Ängsten begleitet werden, die durch den Prozess der Anpassung an ein neues Leben und die Konfrontation mit einer ungewissen Zukunft ausgelöst werden. Die größte Herausforderung, mit der Eltern in der Regel konfrontiert werden, besteht darin, ihre Kinder vor dem Einfluss derartiger Gefühle zu schützen und diese eigenen Gefühle von denjenigen ihrer Kinder zu trennen. Beispielsweise können Eltern von ihren Wut- und Angsterlebnissen so sehr überwältigt werden, dass sie sie auf ihr Kind projizieren: »Mein Kind ist sehr wütend«, heißt es dann, oder: »Mein Kind hat große Angst.« Weil es unser aller Natur entspricht, der Welt und allem, was in ihr geschieht, einen Sinn zuzuschreiben, versuchen wir dies auch im Falle der genannten Gefühle: »Sie ist wütend, weil ihre Mutter sie ignoriert hat.« Oder: »Er hat Angst, weil er sich vor seinem Vater fürchtet.« Wird dies von einem Elternteil an den anderen übermittelt, besteht die Gefahr der Entwicklung eines schädlichen Triangulierungsprozesses. Beispielsweise kann ein näherer Elternteil daraufhin den Kontakt des Kindes zum distanzierteren Elternteil reduzieren, weil er glaubt, dass sein Kind von Angst geplagt ist – was wiederum beim distanzierteren Elternteil Wut hervorrufen kann, die ebenfalls auf das Kind übergreift.

Eltern können einen drohenden Triangulierungsprozess mithilfe bestimmter Maßnahmen verhindern. Sie können ...

- Kontakt proaktiv unterstützen
- die Umgangsregeln schriftlich vereinbaren
- das umfassendere familiäre Netzwerk einbeziehen
- bestimmte für Eltern wichtige Fertigkeiten bei sich selbst stärken
- gemeinsam ein kohärentes Narrativ für ihre Kinder entwerfen.

9.4 Proaktive Unterstützung von Kontakt

Wir haben in diesem Buch immer wieder hervorgehoben, wie wichtig es ist, dass Kinder eine gute und tiefreichende Beziehung zu *beiden* Eltern haben. Zwar mag eine strikt gleichmäßige Aufteilung der elterlichen Aufgaben grundsätzlich als die beste Möglichkeit erscheinen, dafür zu sorgen, dass es den Kindern angesichts der Umstände hinreichend gut geht, doch verbringen Kinder in der Praxis nur selten mit ihren beiden Eltern nach der Trennung gleich viel Zeit. Insbesondere noch sehr junge Kinder werden weinerlich und klammern, wenn sie aus der ihnen vertrauten Umgebung herausgenommen und von ihrer primären Bezugsperson getrennt werden, ganz gleich, ob es sich um den Vater oder die Mutter handelt. Dem können Eltern vorausschauend entgegentreten, wenn sie in der Lage sind, zusammenzuarbeiten und sich um einen sanften Wechsel vom Heim des einen in das Heim des anderen Elternteils zu bemühen – und, sofern es ihnen möglich ist, den anderen Elternteil einzubeziehen, wenn beim Kind Trennungsängste aufkommen. Sich proaktiv zu vergegenwärtigen, wie sich ein kleineres Kind unter der Obhut des anderen Elternteils fühlen wird, kann erheblich dazu beitragen, Enttäuschungen zu verhindern, die sich manchmal darin äußern, dass sich der Elternteil, mit dem das Kind nur bedingt Zeit verbringt, als »nicht gut genug« fühlt und dem anderen Elternteil vorwirft, er unterminiere seine Beziehung zum gemeinsamen Kind.

Die Situation ist anders bei älteren Kindern (und vor allem bei Teenagern), die durch mehrere Hoch- und Tiefphasen gehen, was auf hormonelle Veränderungen, familiäre Dynamiken und soziale Begegnungen außerhalb der Familie zurückzuführen ist. Teenager können sehr launisch sein, und so verbinden und »verbünden« sie sich dann in einer Woche mit einem Elternteil gegen den anderen und wechseln ein paar Tage später die Seiten. Wenn Eltern erratisches Verhalten dieser Art, das zeitweise einen Elternteil idealisiert und den anderen verunglimpft, vorauszusehen vermögen – wobei sich solche Zuschreibungen eben in schnellem Wechsel auch umkehren können –, immunisiert sie das dagegen, sich verletzt oder zurückgewiesen zu fühlen. Und in vielen Fällen kann es schwierig sein, der Versuchung zu widerstehen, die temporären, stark schwankenden Standpunkte ihrer heranwachsenden Kinder als Munition in elterlichen Streitigkeiten zu benutzen.

9.5 Elternvereinbarungen

Eltern können konkrete Umgangsvereinbarungen oft selbst formulieren. Gehen Trennungen jedoch mit starken Konflikten einher, benötigen sie Hilfe im Rahmen einer speziellen Beratung oder Therapie. Beide Eltern werden dann aufgefordert, eine Liste aller wichtigen Themen zusammenzustellen, über die sie sich einigen sollten, um ihrem Kind ein konsistenteres Erlebnis elterlicher Fürsorge zu ermöglichen. Diese Aufgabe ist schon deshalb förderlich, weil die Eltern zu diesem Zweck ihre elterlichen Aufgaben aus der Perspektive ihres Kindes betrachten müssen. Für kleinere Kinder sind Themen wie das Zubettgehritual wichtig; für ältere Kinder sind Regeln und Grenzen, die sich auf das Ausgehen mit Freunden sowie auf die Benutzung des Handys und die sozialen Medien beziehen, wichtiger. Die Eltern werden dazu angehalten, darüber nachzudenken, warum elterliche Konsistenz für das Wohl ihres Kindes wichtig ist. Legt man eine solche Vereinbarung schriftlich nieder, verringert man die Gefahr, dass ein Elternteil versucht, sich durch den laxen Umgang mit Grenzen beim Kind »beliebt« zu machen. Eltern stellen manchmal sehr lange Listen von Themen zusammen, über die sie sich einigen müssen, und oft muss ein Kliniker ihnen dann helfen, sich zunächst auf einige zentrale Themen zu konzentrieren. Geht es um mehrere Kinder, müssen die individuellen Bedürfnisse jedes einzelnen Kindes berücksichtigt werden. Mediatoren gehen bei der Arbeit mit getrennten Eltern oft ähnlich vor, allerdings meist mit einem anderen Fokus hat: finanzielle Vereinbarungen, die in einer Paarberatung oder -therapie gewöhnlich nicht zur Sprache kommen. Wurde bereits die Unterstützung durch einen Mediator in Anspruch genommen, kann jede getroffene Vereinbarung als Ansatzpunkt für eine Vereinbarung über die gemeinsame Erfüllung elterlicher Aufgaben genutzt werden. Natürlich kann man Vereinbarungen auch revidieren: Beispielsweise kann eine Verbesserung der Qualität der Beziehung eines Kindes zu dem Elternteil, den es nur bei zeitbegrenzten Besuchen sieht, zur Erhöhung von Häufigkeit und Dauer der Kontakte führen. Eine wichtige Aufgabe des Klinikers besteht darin, Eltern zu helfen, die eigenen begrenzten Möglichkeiten und die des Expartners realistisch zu sehen und der Tatsache Rechnung zu tragen, dass sie über das Verhalten des anderen Elternteils nicht bestimmen können. Verspätet sich ein Elternteil beispielsweise häufig und erweist sich dies als festes Muster, ist nicht zu erwarten, dass er zur Übergabe des Kindes plötzlich pünktlich erscheinen wird. Deshalb wäre es wahrscheinlich sinnlos, auf strikter Pünktlichkeit zu beharren, denn das würde nur zu weiterem Stress und zu Enttäuschung führen. Stattdessen sollte dieser Elternteil darüber nachdenken, was er tun kann, um die negative Wirkung seines wahrscheinlichen Zuspätkommens abzumildern. Man kann ihn auch dazu animieren, darüber nachzudenken, weshalb er annimmt, Zuspätkommen sei für den Expartner ein stressverursachendes Problem, und ihn deshalb dazu bringen, um der gemeinsamen Kinder willen auf Streitigkeiten über bestimmte Zeitabsprachen zu verzichten und sich fortan um Pünktlichkeit zu bemühen. Vereinbarungen über die gemeinsame Erfüllung elterlicher Aufgaben müssen an die im Entwicklungsverlauf sich wandelnden Bedürfnisse der Kinder angepasst werden. Kasten 9.1 ist eine Vorlage für Inhalt und Formulierung einer solchen Vereinbarung, in der einige der dafür zentralen Themen berücksichtigt werden.

Vereinbarung für:

Datum der Vereinbarung:

Vereinbartes Revisionsdatum:

1) Wohnsitz- und Kontaktvereinbarungen

Art, Häufigkeit, Dauer und Ort des Kontakts; Regelungen für die Übergabe des Kindes

2) Verantwortung für Entscheidungen

Schule und Erziehung, Teilnahme an Freizeitaktivitäten, medizinische Fragen, Teilnahme an religiösen Aktivitäten, Ferienplanung, Aufbewahrung des Personalausweises oder Passes des Kindes und Zugang zu ihm

3) Inhalte elterlicher Kommunikation

Austausch von Informationen über die Schule, Reisen, medizinische Probleme. Konzentration auf das Kind und auf Themen, welche die elterliche Fürsorge betreffen; Vermeiden von Kommunikation über die persönlichen Beziehungen beider Eltern; Verbot negativer Gespräche der Eltern über sich selbst, sowohl in Gegenwart des Kindes als auch in Situationen, in denen das Kind die Auseinandersetzungen indirekt verfolgen kann (z. B. in den sozialen Medien und durch Mithören der Gespräche von Freunden der Eltern)

4) Kommunikationsmethode

Art, Zeitpunkt und Häufigkeit der Kommunikation; Hinzuziehung einer dritten Person, die beide Expartner als vertrauenswürdig ansehen, falls es um strittige oder brisante Themen geht

5) Auflösung von Disputen

Regelungen über die Hinzuziehung einer von beiden Parteien geschätzten dritten Person in Streitfällen

6) Regeln, Routinen und Grenzen

alltägliche elterliche Aufgaben, die Nutzung sozialer Medien und die Kommunikationsweise des Kindes mit dem ihm ferner stehenden Elternteil

7) Konsequenzen für Regelverletzungen

Festlegung von Belohnungen/Konsequenzen/Disziplinierungsmethoden und Privilegienentzug

Unterschriften:

Kasten 9.1: Vorlage für eine Vereinbarung über die Erfüllung elterlicher Aufgaben

9.6 Einbeziehung des umfassenderen familiären Netzwerks

Wie haben in diesem Buch wiederholt betont, wie wichtig das jeweilige Unterstützungssystem für jeden Elternteil ist, vor allem dann, wenn man Eltern helfen will, mit ihren komplexen Gefühlen und Zweifeln umzugehen und mit dem Stress einer Trennung fertigzuwerden.

Gespräche mit einem anderen Familienmitglied oder einem Freund, dem man vertraut, können neue Perspektiven erschließen und entzweiten Eltern helfen, ihre eigenen Gefühle und Erlebensweisen von denjenigen ihrer Kinder zu unterscheiden. Außerdem können familiäre Netzwerke bei Meinungsverschiedenheiten zwischen den Eltern vermitteln. Indem man den Fokus auf die Wiederherstellung der Gemeinsamkeit zwischen Kindern und ihren getrennten Eltern richtet (van Lawick 2016), erweitert man ein wenig das Mantra, dem zufolge die Kinder vor Konflikten ihrer Eltern geschützt und ihre Beziehung zu beiden Eltern gefördert werden sollten: Kinder stark zerstrittener Expartner leiden nicht nur unter dem Verlust eines Elternteils, denn wenn sich Familienangehörige oder Freunde eines Elternteils auf dessen Seite schlagen und sich weigern, eine Beziehung zum »anderen« Elternteil zu unterhalten, werden der Verlust und die Zerrissenheit, unter denen das Kind leidet, noch verstärkt.

9.7 Stärkung und Koordinierung spezifischer Elternkompetenzen

Hat ein Elternteil nur wenig praktische Erfahrung in der Kinderbetreuung, ist es verständlich, dass der andere Elternteil Befürchtungen hegt, sich über lange Zeitspannen allein um das gemeinsame Kind kümmern zu müssen. Es wäre auch unrealistisch, von dem in diesen Dingen unerfahrenen Elternteil zu erwarten, dass er ein Kind ohne massive Hilfe und Unterstützung ebenso gut betreuen kann wie der darin erfahrenere Elternteil. Sich dies einzugestehen und angemessen damit umzugehen kann entsprechende Ängste verringern und dem Kind zu der notwendigen Konsistenz und Fürsorge verhelfen. Vereinbarungen zwischen den Eltern können in dieser Hinsicht von Nutzen sein, insbesondere wenn eine detaillierte Beschreibung wichtiger Regeln und Grenzen erarbeitet wird. Ein Mitglied des weiteren familiären Netzwerks kann gebeten werden, zeitweise als Hilfe einzuspringen, während der unerfahrenere Elternteil die Grundlagen der Kinderbetreuung erlernt, beispielsweise wie man mit Wutanfällen eines Kleinkindes umgehen kann. Dabei sollten von beiden Eltern akzeptierte Strategien angewendet werden, und beide sollten für die Wahrung der vereinbarten Grenzen sorgen. Manchmal sind auch Empfehlungen zur Teilnahme an einem Elternkurs nützlich.

9.8 Frühes Erkennen und Ansprechen problematischer Co-Parenting-Muster

Es leuchtet ein, dass sich problematische Muster elterlichen Verhaltens umso schneller auflösen lassen, je früher man an ihnen arbeitet. Elternberatung oder -therapie hilft, solche Muster zu identifizieren – ganz gleich, ob sie auf echten Missverständnissen darüber, was der andere Elternteil gesagt oder getan haben soll, oder auf verlässlichen Informationen von Dritten basieren.

Macoby und Mnookin (1992) haben drei unterschiedliche Co-Parenting-Stile beschrieben. Beim kooperativen Co-Parenting koordinieren die Eltern in ihren beiden Haushalten die Regeln und unterstützen den Kontakt des anderen Elternteils zu dem gemeinsamen Kind, und die Konflikte zwischen den Expartnern sind relativ gering. Für von Konflikten geprägtes Co-Parenting typisch sind Verbitterung und Dispute darüber, wie viel Zeit das Kind bei jedem Elternteil verbringen soll, verbunden mit sich wiederholenden gegenseitigen Anschuldigungen, das Kind schlecht behandelt zu haben, sowie Sabotieren des Kontakts und Ignorieren gerichtlicher Verfügungen. Beim desengagierten Co-Parenting handelt es sich um eine Form parallelen Beelterns, wobei die Eltern jeden Kontakt zum Expartner vermeiden und hinsichtlich der Anwendung von Regeln keine Koordination zwischen ihnen stattfindet. Eine elterliche Tendenz zu problematischem gemeinsamen Beeltern infolge des von Konflikten geprägten oder desengagierten gemeinsamen Beelterns kann bei der frühen Identifikation von Mustern nützlich sein. Allerdings schließen die drei genannten Beelterungsstile einander nicht aus.

9.9 Einigung über das Narrativ für das Kind

Die Prinzipien der Entwicklung altersgerechter kohärenter Narrative für Kinder wurden schon in Kapitel 7 beschrieben. In einem frühen Stadium des Trennungsprozesses ist es wichtig, dass Kinder von ihren Eltern Erklärungen erhalten, und im Idealfall sollten die Eltern sie gemeinsam vortragen. Dabei sollten folgende Aspekte erwähnt werden:

- dass die Eltern sich trennen werden und warum, wobei keiner von beiden beschuldigt wird
- dass ein Kind nicht für die Trennung oder für eine potenzielle oder wahrscheinliche Versöhnung der Eltern verantwortlich ist

- dass die Beziehung eines Kindes zu beiden Eltern von der Beziehung der Eltern untereinander unabhängig betrachtet werden sollte.

Eltern sollten ihren Kindern sofort klare und konkrete Zusicherungen geben, was die erforderlichen praktischen Regelungen für ihr künftiges Leben in zwei Haushalten angeht. Wenn die Eltern sich wegen der emotionalen Reaktion eines Kindes auf ihre Trennung und die Folgen sorgen, können sie darüber nachdenken, ob das Kind eine individuelle Therapie benötigt. Dies zu entscheiden ist nicht leicht, weil es Vorteile und Nachteile hat, Kindern eigenen therapeutischen Raum zuzugestehen. Ein Vorteil einer entsprechenden Entscheidung könnte sein, dass ein »neutraler« Raum, abseits des Feldes der elterlichen Kämpfe, es einem Kind ermöglicht, über seine innersten Empfindungen, über Loyalitätskonflikte sowie über Ängste und Hoffnungen zu sprechen, von denen es einige entweder einem Elternteil oder beiden Eltern nicht offenbaren möchte. Ein Nachteil der Überweisung eines Kindes an einen Kinderpsychotherapeuten ist, dass das Kind dadurch möglicherweise lernt, jemand anderem mehr zu vertrauen als den eigenen Eltern. Die Vertraulichkeitsregeln einer formellen Psychotherapie können obendrein verhindern, dass die Eltern etwas über die inneren Kämpfe erfahren, die in ihrem Kind toben. Dem versuchen einige Kinderpsychotherapeuten zu begegnen, indem sie im Sinne eines systemischen Ansatzes nach und nach einen Elternteil oder beide Eltern in die Therapietreffen mit dem Kind einbeziehen, nachdem sie mit dem Kind geklärt haben, welche seiner Sorgen es den Eltern mitzuteilen bereit ist (Asen 2000).

9.10 Multifamilienarbeit

Inmitten eines persönlichen Konflikts und des damit verbundenen Leids fällt es den meisten Menschen schwer, ihrer eigenen Situation gegenüber unvoreingenommen, geschweige denn objektiv zu bleiben. Trotzdem können sie hinsichtlich der Probleme anderer Menschen durchaus einfühlsam und umsichtig sein. Dieses Phänomen kann man bei der Arbeit mit einer Gruppe von sechs bis acht Familien nutzen, die mit ähnlichen Problemen ringen, was ihnen den Austausch darüber und die Entwicklung gegenseitigen Verständnisses und somit die Überwindung des Gefangenseins in der eigenen Perspektive ermöglicht. Bei der Multifamilienarbeit werden die teilnehmenden Familien ermutigt, anderen Familien zu helfen, indem sie einander stark ähnelnde Probleme beobachten und zu verstehen versuchen und indem sie Vorschläge zu deren Überwindung machen. Oft sehen die Teilnehmer sich in anderen gespiegelt, und die Familienmitglieder beginnen, einander genau zu beobachten und zu kommentieren, was ihnen an anderen gefällt – oder nicht gefällt –, selbst wenn sie die gleichen Schwierigkeiten haben. Ein acht Treffen umfassendes Programm für Familiengruppen, »Kinder aus der Klemme« (van Lawick u. Visser 2017), scheint sich bei der Arbeit an sehr schwierigen Elternbeziehungen zu bewähren. Die wichtigsten Prinzipien dieses Ansatzes sind: ständig das Kind im Blick behalten, die familiären Netzwerke in die Arbeit einbeziehen, Rollenspiele und kreative Arbeit nutzen. Dieser Ansatz ermöglicht es Kindern, ihre Eltern bei der gemeinsamen Arbeit zu beobachten und in einem sicheren Setting zu erleben, wie die Eltern sich vor allem auf das Kindeswohl konzentrieren. Die Arbeit hilft ihnen, ihre Qualitäten als Eltern, die Verständnis für die schwierige Situation ihrer Kinder aufzubringen vermögen, wiederzuentdecken. Um dazu in der Lage zu sein, müssen sie von »paralleler Soloelternschaft« (Cottyn 2009) abrücken und sich Einstellungen zu eigen machen, die ihnen die gemeinsame Wahrnehmung elterlicher Aufgaben ermöglichen. Allerdings wird diese Vorgehensweise für Familien, die sich erst kürzlich getrennt haben, nicht empfohlen, weil es unmittelbar nach einer Trennung ratsam ist, zunächst einmal eine Zeit lang zu warten, damit sich der Staub setzen kann und Vereinbarungen getroffen werden können. Die Teilnahme an dieser Art von Gruppen wird Familien erst empfohlen, wenn sie mehr als ein Jahr nach ihrer Trennung immer noch von starken Konflikten geplagt sind.

9.11 Ausblick

Getrennte Eltern, die weiterhin in starke Konflikte verstrickt sind, können Kliniker, die sich um eine mentalisierende Haltung bemühen, auf eine harte Probe stellen. Die oft extrem polarisierten Positionen der beiden Elternteile und ihre Entschlossenheit, Kliniker davon zu überzeugen, dass ihre jeweilige Sicht der Geschehnisse die korrekte und einzig wahre ist, sind sehr anstrengend und auch belastend. Selbst wenn ein Gericht zu einer Tatsachenfeststellung gekommen ist, die dem Narrativ des einen Elternteils völlig widerspricht, kann die unerschütterlich wirkende Überzeugung, mit der das widerlegte Narrativ von einem Elternteil weiter aufrechterhalten wird, Kliniker dazu bringen, zeitweise ihre eigene Sicht der Dinge anzuzweifeln. So können Kliniker bei dem Versuch, ihre eigene Version des Geschehens zu konstruieren, in leichte Panikzustände geraten, ausgelöst durch die kognitive Dissonanz, die aus den augenscheinlich plausiblen, aber einander völlig widersprechenden Berichten der beiden Eltern resultiert. Dies kann bewirken, dass sich Kliniker nach und nach ebenso »trianguliert« fühlen wie das Kind, was mit Verwirrung und manchmal auch mit Verärgerung verbunden ist. Allerdings ist dieser beim Kliniker parallel verlaufende Prozess nur eine verwässerte Version der Pein, die Kinder gewöhnlich erleben: Denn die Kinder sehen sich zusätzlich mit der Herausforderung konfrontiert, die unterschiedlichen Darstellungen ihrer Eltern mit ihrem eigenen Erleben zu verbinden, das sich von den Berichten ihrer beiden Eltern durchaus unterscheiden kann, und gleichzeitig zu versuchen, eine Vertrauensbeziehung zumindest zu einem Elternteil aufrechtzuerhalten.

Übertragungsphänomene – etwa dass ein Elternteil oder Kind sich zum Kliniker so verhält, als handle es sich um eine Elternfigur, einen Richter, einen Sozialarbeiter, einen Polizisten, Lehrer oder Großelternteil – können auch Gegenübertragungsreaktionen des Klinikers auslösen (Wallerstein 1997). Beispielsweise gibt es Situationen, in denen ein Kliniker sich tatsächlich so verhält, als wäre er ein Richter oder der freundliche Großvater, den das Kind nie hatte. Manchmal fühlt sich der Kliniker auch wie ein tyrannischer Elternteil, der das Kind zwingt, etwas zu tun, das nicht seinen Wünschen entspricht. In bestimmten Situationen sind die eigenen empathischen Gefühle einem allem Anschein nach ins Unrecht gesetzten Elternteil gegenüber sehr stark, und dies erschwert es, Grenzen strikt zu wahren, weil das die Beziehung zum anderen Elternteil destabilisieren kann. Manche Kliniker fühlen sich vom Leid eines Kindes während seines Kontakts zum distanzierteren Elternteil förmlich überwältigt und verspüren deshalb einen unheimlichen Druck, den Kontakt abzubrechen. In anderen Fällen laufen Kliniker Gefahr, eine enge Beziehung zum distanzierteren Elternteil aufzubauen, weil der dem Kind nähere Elternteil sich nicht dafür verantwortlich fühlt, diesen Kontakt zu fördern.

Der Druck, deutliche Fortschritte zu machen und bleibende Veränderungen anzuregen, lastet zusätzlich auf Klinikern, weil ihnen die Verantwortung dafür auferlegt wird, zwischen einem Kind und seinem distanzierteren Elternteil wieder eine Beziehung herzustellen – selbst wenn die Eltern sich nicht in der Lage sehen oder nicht bereit sind, den noch andauernden Konflikt zu beenden. So kann auch ein nur begrenzter Fortschritt bei einem Kliniker das Gefühl hervorrufen, versagt zu haben. Um Burn-out zu vermeiden, ist es wichtig, realistisch einzuschätzen, was erreichbar ist, und in der Lage zu sein, kleine Erfolge zu erkennen und zu würdigen. Gegenübertragungsphänomene können Kliniker stark unter Druck setzen, und deshalb sind Unterstützung durch ein Team sowie Intervision und Supervision angeraten, damit die Kliniker mit den immer wieder auftauchenden intensiven, aber auch widersprüchlichen Gefühlen fertigwerden und während dieser anstrengenden Arbeit die eigene Mentalisierungsfähigkeit funktionsfähig erhalten können. Mit Eltern in akuten Konflikten zu arbeiten kann sehr lohnend, aber auch sehr anstrengend sein.

Wegen dieser Schwierigkeiten gibt es relativ wenig Fachkräfte und Kliniker, die sich dieser Arbeit widmen. Deshalb kann sie oft nicht rechtzeitig beginnen, um den Schaden, den das Kind erleidet, zu lindern oder zumindest gering zu halten. Und weil die negative Wirkung eines Triangulierungsprozesses nicht immer sofort erkennbar ist, wird die Notwendigkeit für Interventionen leicht übersehen. Trotzdem sind *Family Ties* und andere, verwandte Ansätze dringend erforderlich, denn Untersuchungen haben gezeigt, dass bei Kindern, die immer wieder den Konflikten ihrer getrennten Eltern ausgesetzt sind, die psychische Gesundheit und die langfristigen Lebens- und Entwicklungsperspektiven gefährdet werden (Harold et al. 2016).

Die in diesem Buch beschriebenen Konzepte und Interventionen helfen Klinikern, einige typische Schwierigkeiten der Arbeit mit dieser Gruppe von Familien zu überwinden, indem sie den Widerstand eines Kindes gegen Kontakt zu verstehen und zu erfassen versuchen und indem sie Familien sowie deren Netzwerke und professionelle Helfer darin unterstützen, sich von polarisierten Standpunkten der Schuldzuschreibung zu entfernen. Bindungs- und Mentalisierungskonzepte helfen, die scheinbar oder anscheinend irrationalen und feindseligen Interaktionen zwischen Familien, ihren Mitgliedern und ihren Netzwerken zu verstehen, und der permanente Fokus auf der systemischen Theorie und Praxis inspiriert effektive und tragfähige Interventionen, die den vielschichtigen Kontexten und Subsystemen Rechnung tragen.

Und schließlich sollten Kliniker nie vergessen, dass im Zentrum ihrer Arbeit stets das Wohl der betroffenen Kinder steht – ungeachtet der Appelle vieler Eltern, sich auf *sie* als die »wahren Opfer« zu konzentrieren. Der *Family-Ties*-Ansatz zielt darauf ab, Kinder von den einschränkenden Bindungen zu befreien, die ihre Eltern und andere Mitglieder der Familie ihnen auferlegt haben, und ihnen zu helfen, gesunde Bindungen zu den wichtigen Personen in ihrem Leben zu entwickeln und aufrechtzuerhalten.

Literatur

Abelin, E. (1975): Some further observations and comments on the earliest role of the father. *International Journal of Psycho-Analysis* 56: 293–302.

Achenbach, T. M. a. C. Edelbrock (1991): Child behavior checklist. Burlington, VT (University of Vermont Press).

Ackerman, N. W. (1967): Treating the troubled family. New York (Basic Books).

Ainsworth, M. D. a. S. M. Bell (1970): Attachment, exploration, and separation: Illustrated by the behavior of one-year-olds in a strange situation. *Child Development* 41: 49–67.

Ainsworth, M. D. S., M. C. Blehar, E. Waters a. S. Wall (1978): Patterns of attachment: A psychological study of the strange situation. Oxford (Erlbaum).

Amato, P. a. Afifi, T. D. (2006): Feeling caught between parents: Adult children's relations with parents and subjective well-being. *Journal of Marriage and the Family* 68: 222–236.

Amato, P. R. a. S. J. Rezac (1994): Contact with non-resident parents, interparental conflict, and children's behavior. *Journal of Family Issues* 15: 191–207.

Anderson, H. a. H. Goolishian (1992): The client is the expert: A not-knowing approach to therapy. In: S. McNamee a. K. Gergen (eds.): Therapy as social construction. London (Sage), pp. 25–39.

Andre, K. (2004): Parental alienation syndrome. *Annals of American Psychotherapy Association* 7: 4–7.

Asen, E. (2000): Familienbegutachtung und -therapie bei schwerer körperlicher und seelischer Kindesmisshandlung. *Kindesmisshandlung und -vernachlässigung* 3: 95–105.

Asen, E. (2004): Collaborating in promiscuous swamps – The systemic practitioner as context chameleon? *Journal of Family Therapy* 26: 280–285.

Asen, E. (2006): Assessing parents considered to pose serious risks to their children: The Marlborough approach. *Nyas* 18: 178–188.

Asen, E. (2007): Therapeutic assessments: Assessing the ability to change. In C. Thorpe a. J. Trowell (eds.): Re-rooted lives: Interdisciplinary work with the family justice system. Bristol (Jordan), pp. 39–47.

Asen, E. (2010): Entrenched parental positions post-separation – Do they amount to a mental health disorder and how can they be treated? In M. Thorpe a. M. Faggionato (eds.): Mental health andfamily law. Bristol (Jordan), pp. 129–135.

Asen, E. u. P. Fonagy (2014): Mentalisierungsbasierte therapeutische Interventionen für Familien. *Familiendynamik* 39: 234–249.

Asen, E. u. P. Fonagy (2015): Mentalisierungsbasierte Familientherapie. In: A. W. Bateman u. P. Fonagy (Hrsg.): Handbuch Mentalisieren. Gießen (Psychosozial), S. 135–158.

Asen, E. u. Fonagy, P. (2017a): Mentalisierungsinspirierte Arbeit mit gewalttätigen Familien. In: E. Asen u. M. Scholz (Hrsg.): Handbuch der Multifamilientherapie. State of the Art der Multifamilientherapie. Heidelberg (Carl-Auer), S. 244–261.

Asen, E. a. P Fonagy (2017b): Mentalizing family violence part 2: Techniques and interventions. *Family Process* 56: 22–44.

Asen, E. a. P. Fonagy (2021): Mentalization-based therapy with families. New York (Guilford).

Asen, E. a. E. Morris (2016): Making contact happen in chronic litigation cases: A mentalizing approach. *Family Law* 46: 511–515.

Asen, E. a. Scholz, M. (2012): Praxis der Multifamilientherapie. Heidelberg (Carl-Auer), 4. Aufl. 2019.

Asen, E. a. H. Schuff (2003): Disturbed parents and disturbed families: Assessment and treatment issues. In: M. Goepfert, J. Webster a. M. V. Seeman (eds.): Disturbed and mentally ill parents and their children. Cambridge (Cambridge University Press), pp. 139–157.

Asen, E. u. U. Weinblatt (2018): Mentalisierungsbasierte Therapie mit Familien (MBT-F). In: K. von Sydow u. U. Borst (Hrsg.): Systemische Therapie in der Praxis. Weinheim (Beltz), S. 891–902.

Aspland, H. a. F. Gardner (2003): Observational measures of parent – Child interaction: An introductory review. *Child and Adolescent Mental Health* 8: 136–143.

Bagby, R. M., R. A. Nicholson, T. Buis, H. Radovanovic, H. a. B. J. Fidler (1999): Defensive responding on the MMPI-2 in family custody and access evaluations. *Psychological Assessment* 11 (1): 24–28.

Baker, A. J. L. (2007): Adult children of parental alienation syndrome: Breaking the ties that bind. New York (W. W. Norton).

Baker, A. J. L. a. J. Chambers (2011): Adult recall of childhood exposure to parental conflict: Unpacking the black box of parental alienation. *Journal of Divorce and Remarriage* 52: 55–76.

Baker, A. J. L. a. D. Darnall (2006): Behaviors and strategies employed in parental alienation: A survey of parental experiences. *Journal of Divorce and Remarriage* 45: 97–124.

Baker, A. J. L. a. S. R. Sauber (eds.) (2013): Working with alienated children and families: A clinical guidebook. London and New York (Routledge).

Baker, A. J. L., L.vK. Gottlieb a. M. C. Verrochio (2016): The reality of parental alienation: Commentary on »Judicial decision-making in family law proceedings« by Clemente, Padilla-Racero, Gandboy-Crego, Reig-Botella and Gonzalez-Rodriguez. *American Journal of Family Therapy* 44: 46–51.

Bala, N. a. P. Hebert (2016): Children resisting contact: What's a lawyer to do? *Canadian Family Law Quarterly* 36: 1–55.

Barletta, J. a. O'Mara, B. (2006): A review of the impact of marital conflict on child adjustment. *Australian Journal of Guidance and Counselling* 16: 91–105.

Barnard, K. E. a. Kelly, J. F. (1990): Assessment of parent-child interaction. In S. J. Meisels a. J. P. Shonkoff (eds.): Handbook of Early Childhood Intervention. New York (Cambridge University Press), pp. 278-302.

Barwick, H., A. Gray a. R. Macky (2003): Characteristics associated with the early identification of complex family court custody cases. Wellington (Department of the Courts).

Bateman, A. W. u. P. Fonagy (2008): Psychotherapie der Borderline-Persönlichkeitsstörung. Ein mentalisierungsgestütztes Behandlungskonzept. Gießen (Psychosozial).

Bathurst, K., A. W. Gottfried a. A. E. Gottfried (1997): Normative data for the MMPI-2 in child custody litigation. *Psychological Assessment* 9 (3): 205–211.

Beck, J. S., A. T. Beck a. J. B. Jolly (2001): Beck Youth Inventories of emotional and social impairment: Depression inventory for youth, anxiety inventory for youth, anger inventory for youth, disruptive behavior inventory for youth, self-concept inventory for youth: Manual. New York (Psychological Corporation).

Beck, A. T., R. A. Steer a. G. A. Brown (1996): Beck Depression Inventory-II. Verfügbar unter: https://doi.org/10.1037/t00742-000 [5.5.2021].

Beck, A. T., R. A. Steer a. M. C. Garbin (1988): Psychometric properties of the Beck Depression Inventory: Twenty-five years of evaluation. *Clinical Psychology Review* 8: 77–100.

Ben-Ami, N. a. A. J. L. Baker. (2012): The long-term correlates of childhood exposure to parental alienation on adult self-sufficiency and well-being. *American Journal of Family Therapy* 40: 169–183.

Bernet, W., A. von Bach-Galhau, A. Baker a. S. L. Morrison (2010): Parental alienation DSM-V and ICD-11. *American Journal of Family Therapy* 38: 76–187.

Bernet, W., M. Z. Wamboldt a. W. E. Narrow (2016): Child affected by parental distress. *Journal of the American Academy of Child and Adolescent Psychiatry* 55: 571–579.

Bing, E. (1970): The conjoint family drawing. *Family Process* 9: 173–194.

Blow, K. a. G. Daniel (2002): Post-divorce processes and contact disputes. *Journal of Family Therapy* 24: 85–103.

Bolgar, R., H. Zweig-Frank a. J. Paris (1995): Childhood antecedents of interpersonal problems in young children and adult children of divorce. *Journal of the Academy of Child and Adolescent Psychiatry* 34: 143–150.

Boszormenyi-Nagy, I. a. G. M. Spark (1973): Invisible loyalties: Reciprocity in intergenerational family therapy. New York (Harper & Row).

Bowen, M. (1966): The use of family theory in clinical practice. *Comprehensive Psychiatry* 7: 345–374.

Bowen, M. (1978): Family therapy in clinical practice. New York (Jason Aronson).
Bowlby, J. (1953): Child care and the growth of maternal love. London (Penguin).
Bowlby, J. (1969): Attachment and loss. Vol. 1. Attachment. New York (Basic Books), 2nd ed. 1982
Bream, V. a. A. Buchanan (2003): Distress among children whose separated or divorced parents cannot agree arrangements for them. *British Journal of Social Work* 33: 227–238.
Bretherton, I. (1987): New perspectives on attachment relations: Security, communication, and internal working models. In: J. D. Osofsky (ed.): Wiley series on personalitypProcesses. Handbook of infant development. Oxford (John Wiley), pp. 1061–1100.
Brewin, C. et al. (2017): A review of current evidence regarding the ICD-11 proposals for diagnosing PTSD and complex PTSD. *Clinical Psychology Review* 58: 1–15.
Brown, T. (2008): An evaluation of a new post-separation and divorce parenting program. *Family Matters* 78: 44–51.
Bruck, M. a. S. J. Ceci (1999): The suggestibility of children's memory. *Annual Review of Psychology* 50: 419–439.
Buchanan, C. a. K. Heiges (2001): When conflict continues after the marriage ends: Effects of post-divorce conflict on children. In: J. Grych a. F. Fincham (eds.): Interparental conflict and child development. New York (Cambridge University Press), pp. 337–362.
Budd, K. S. (2001): Assessing parenting competence in child protection cases: A clinical practice model. *Clinical Child and Family Psychology Review* 4: 1–18.
Burns, R. C. a. S. Harvard Kaufman (1970): Kinetic Family Drawings (K-F-D): An introduction to understanding children through kinetic drawings. New York (Bruner/Mazel).
Byng-Hall, J. (1986): Family scripts: A concept which can bridge child psychotherapy and family therapy thinking. *Journal of Child Psychotherapy* 12: 3–13.
Byng-Hall, J. (1995): Rewriting family scripts: Improvisation and systems change. New York (Guilford).
Byrne, J. G., T. G. O'Connor, R. S. Marvin a. W. F. Whelan (2005): Practitioner review: The contribution of attachment theory to child custody assessments. *Journal of Child Psychology and Psychiatry* 46: 115–127.
Cantwell, B. (2018): New perspectives on the alienation of children following conflictual parental separation. *Seen and Heard* 28: 61–65.
Cassell, D. a. R. Coleman (1995): Parents with psychiatric problems. In: P. Reder a. C. Lucey (eds.): Assessment of parenting: Psychiatric and psychological contributions. London (Routledge), pp. 169–181.
Cecchin, C. (1987): Zum gegenwärtigen Stand von Hypothetisieren, Zirkularität und Neutralität: Eine Einladung zur Neugier. *Familiendynamik* 13: 101–115.

Ceci, S. J. a. M. Bruck (1993): The suggestibility of the child witness: A historical review and synthesis. *Psychological Bulletin* 113: 403–439.

Chimera, C. (2018): What we mean by parental alienation: Information for parents. *Context* 157: 2–3.

Chorpita, B. F., L. Yim, C. Moffitt, L. A. Umemoto a. S. E. Francis (2000): Assessment of symptoms of DSM-IV anxiety and depression in children: A revised child anxiety and depression scale. *Behaviour Research and Therapy* 38: 835–855.

Clawar, S. S. a. B. V. Rivlin (1991): Children held hostage: Dealing with programmed and brainwashed children. Washington, DC (American Bar Association Section of Family Law).

Cleaver, H., I. Unell a. J. Aldgate (1999): Children's needs-parenting capacity: The impact of parental mental illness, problem alcohol and drug use, and domestic violence on children's development. London (Stationery Office).

Connolly, M., Y. Crichton-Hill a. T. Ward (eds.) (2006): Culture and child protection. London/Philadelphia (Jessica Kingsley).

Cooper, A. a. S. Redfern (2015): Reflective parenting: A guide to understanding what's going on in your child's mind. London/New York (Routledge).

Cottyn, L. (2009): Conflicten tussen ouders na scheiding. *Systeemtheoretisch Bulletin* 27: 131–161.

Crossman, A. M., M. B. Powell, G. F. Principe a. S. J. Ceci (2002): Child testimony in custody cases: A review. *Journal of Forensic Psychology Practice* 2: 1–32.

Cummings, E. M. a. P. Davies (2002): Effects of marital conflict on children: Recent advances and emerging themes in process oriented research. *Journal of Child Psychology and Psychiatry* 243: 31–63.

Darnall, D. (1998): Divorce casualties: Protecting your children from parental alienation. Lanham, MD (Taylor).

Davies, P. a. E. M. Cummings (1994): Marital conflict and child adjustment: An emotional security hypothesis. *Psychological Bulletin* 116: 387–411.

DeJong, M. a. H. Davies (2012): Contact refusal by children following acrimonious separation: Therapeutic approaches with children and parents. *Clinical Child Psychology and Psychiatry* 18: 185–198.

DiPasquale, L. (2000): The Marschak interaction method. In: E. Munns (ed.): Theraplay: Innovations in attachment-enhancing play therapy. Plymouth (J. Aronson), pp. 27–51.

Drozd, L. M. a. N. Williams Olesen (2004): Is it abuse, alienation, and/or estrangement? *Journal of Child Custody* 1: 65–106.

DSM-5 (2013): Diagnostic and Statistical Manual of Mental Disorders. Arlington (American Psychiatric Association), 5th ed .

Duncan, S. a. P. Reder (2000): Children's experience of major psychiatric disorder in their parent: An overview. In: P. Reder, M. McClure a. A. Jollry (eds.): Family matters: Interfaces between child and adult mental health. London (Routledge), pp. 83–95.

Emery, R. E. (1982): Interparental conflict and the children of discord and divorce. *Psychological Bulletin* 92: 310–330.

Ensink, K., A. Leroux, L. Normandin, M. Biberdzic a. P. Fonagy (2017): Assessing reflective parenting in interaction with school-aged children. *Journal of Personality Assessment* 99: 585–595.

Everett, C. (2006): Family therapy for parental alienation syndrome: Understanding the interlocking pathologies. In: R. Gardner, R. Sauber a. D. Lorandos (eds.): International handbook of parental alienation syndrome. Springfield, IL (Charles C. Thomas), pp. 228–241.

Falkov, A. (1998): Crossing bridges: Training resources for working with mentally ill parents and their children. Reader for managers, practitioners, and trainers. Brighton (Pavilion).

Farber, S. K. (2008): Dissociation, traumatic attachments, and self-harm: Eating disorders and self-mutilation. *Clinical Social Work Journal* 36: 63–72.

Feinberg, R. a. J. T. Greene (1997): The intractable client: Guidelines for working with personality disorders in family law. *Family Court Review* 35: 351–365.

Fidler, B. J. a. N. Bala (2010): Children resisting post-separation contact with a parent: Concepts, controversies, and conundrums. *Family Court Review* 48: 10–47.

Fidler, J. B., N. Bala a. M. Saini (2013): Children who resist post separation contact: A differential approach for legal and mental health professionals. New York (Oxford University Press).

Fonagy, P. a. M. Target (1997): Research on intensive psychotherapy with children and adolescents. *Child and Adolescent Psychiatric Clinics of North America* 6: 39–51.

Fonagy, P., A. Bateman u. P. Luyten (2015a): Einführung und Übersicht. In: A. W. Bateman a. P. Fonagy (Hrsg.): Handbuch Mentalisieren. Gießen (Psychsozial), S. 23–66.

Fonagy, P., G. Gergely a. M. Target (2015b): Affektregulierung, Mentalisierung und die Entwicklung des Selbst. Stuttgart (Klett-Cotta).

Fonagy, P., M. Steele, H. Steele, G. S. Moran a. A. C. Higgitt (1991): The capacity for understanding mental states: The reflective self in parent and child and its significance for security of attachment. *Infant Mental Health Journal* 12: 201–218.

Friedlander, S. a. M. G. Walters (2010): When a child rejects a parent: Tailoring the intervention to fit the problem. *Family Court Review* 48: 98–111.

Friedman, M. (2004): The so-called high-conflict couple: A closer look. *The American Journal of Family* Therapy 32: 101–117.

Gabarino, J. (1978): The elusive »crime« of emotional abuse. *Child Abuse and Neglect* 2: 89–99.

Garber, B. D. (2011): Parental alienation and the dynamics of the enmeshed parent-child dyad. *Family Court Review* 49: 322–345.

Gardner, R. A. (1985): Recent trends in divorce and custody litigation. *Academy Forum* 29: 3–7.

Gardner, R. A. (1998): The Parental alienation syndrome and the evaluation of child abuse accusations. Creskill, NJ (Creative Therapeutics).

Gardner, R. A. (2001): Therapeutic interventions for children with parental alienation syndrome. Creskill, NJ (Creative Therapeutics).

Geddes, M. a. J. Medway (1977): The symbolic drawing of the family life space. *Family Process* 16: 219–228.

George, C., M. West a. O. Pettem (1999): The adult attachment projective: Disorganization of adult attachment at the level of representation. In: J. Solomon a. C. George (eds.): Attachment disorganization. New York (Guilford), pp. 318–346 .

Gilmore, S. (2006): Contact/shared residence and child well-being: Research evidence and its implications for legal decision-making. *International Journal of Law, Policy and the Family* 20: 344–365.

Glaser, D. (2002): Emotional abuse and neglect (psychological maltreatment): A conceptual framework. *Child Abuse & Neglect* 26: 697–714.

Goepfert, M., J. Webster a. M. Seeman (eds.) (2004): Parental psychiatric disorder – Distressed parents and their families. Cambridge Cambridge (University Press), 2nd ed.

Goldberg, W. a. L. Goldberg (2013): Psychotherapy with targeted parents. In: A. Baker a. S. Sauber (eds.): Working with alienated children and families: A clinical guidebook. London/New York (Routledge), pp. 108–128.

Goodman, R. (1997): The strengths and difficulties questionnaire: A research note. *Journal of Child Psychology and Psychiatry* 38: 581–586.

Gorell Barnes, G. (2005): Narratives of attachment in post-divorce contact disputes: Developing an intersubjective understanding. In: A. Vetere a. E. Dowling (eds.): Narrative therapies with children and their families. London/New York (Routledge), pp. P. N.

Gorell Barnes, G. (2017): Staying attached: Fathers and children in troubledt imes. London (Routledge).

Gottlieb, L. J. (2012): The Parental Alienation Syndrome: A Family Therapy and Collaborative Systems Approach to Amelioration. Springfield, IL (Charles C. Thomas).

Gould, J. W. a. D. A. Martindale (2007): The Art and science of child custody evaluations. New York (Guilford).

Grych, J. a. F. Fincham (2001): Inter-parental conflict and child development. New York (Cambridge University Press).

Haley, J. (1985): Direktive Familientherapie. Strategien für die Lösung von Problemen. München (Pfeiffer), 3. Aufl.

Harlow, H. F. (1960): Primary affectional patterns in primates. *American Journal of Orthopsychiatry* 30: 676–684.

Harold, G. T. a. M. Murch (2005): Inter-parental conflict and children's adaptation to separation and divorce: Implications for family law. *Child and Family Law Quarterly* 17: 185–205.

Harold, G. T. a. R. Sellers (2018): Annual research review: Interparental conflict and youth psychopathology – An evidence review and practice focused debate. *Journal of Child Psychology and Psychiatry* 59: 374–402.

Harold, G. T., J. J. Aitken a. K. H. Shelton (2007): Interparental conflict and children's academic attainment: A longitudinal analysis. *Journal of Child Psychology and Psychiatry* 48: 1223–1232.

Harold, G., D. Acquah, R. Sellers a. H. Chowdry (eds.): (2016): What works to enhance inter-parental relationships and improve outcomes for children. University of Sussex (Department of Work and Pensions).

Hertzmann, L., S. Abse, M. Target, K. Glausius, V. Nyberg a. D. Lassri (2017): Mentalisation-based therapy for parental conflict – Parenting together, an intervention for parents in entrenched post-separation disputes. *Psychoanalytic Psychotherapy* 31: 95–217.

Hertzmann, L., M. Target, D. Hewison, P. Casey, P. Fearon a. D. Lassri (2016): Mentalization-based therapy for parents in entrenched conflict: A random allocation feasibility study. *Psychotherapy* 53: 388.

Hodges, J., M. Steele, S. Hillman, K. Henderson a. J. Kaniuk (2003): Changes in attachment representations over the first year of adoptive placement: Narratives of maltreated children. *Clinical Child Psychology and Psychiatry* 8: 315–367.

Holmes, M. R. (2013): The sleeper effect of intimate partner violence exposure: Long-term consequences on young children's aggressive behaviour. *Journal of Child Psychology and Psychiatry* 54: 986–995.

Holt, S., H. Buckley a. S. Whelan (2008): The impact of exposure to domestic violence on children and young people: A review of the literature. *Child Abuse & Neglect* 32: 797–810.

Hunt, J. a. L. Trinder (2011): Chronically litigated contact cases. How many are there and what works. *Family Law* 41: 1375–1378.

ICD-11 (2018): International Classification of Diseases. Genf (WHO).

Jenkins, J. M., J. Dunn, J. Rasbash, T. G. O'Connor a. A. Simpson (2005): Mutual influence of marital conflict and children's behaviour problems: Shared and non-shared family risks. *Child Development* 76: 24–39.

Johnston, J. R. (1993): Children of divorce who refuse visitation. In: C. E. Depner a. J. H. Bray (eds.): Nonresidential parenting: New vistas in family living. Thousand Oaks, CA (Sage), pp. 109–135.

Johnston, J. a. J. Goldman (2010): Outcomes of family counseling interventions with children who resist visitation: An addendum to Friedlander and Walters (2010): *Family Court Review* 48 (1): 112–115.

Johnston, J. R., R. Gonzalez a. L. E. Campbell (1987): Ongoing post-divorce conflict and child disturbance. *Journal of Abnormal Child Psychology* 15: 497–509.

Judge, A. M. a. R. M. Deutsch (eds.): (2017): Overcoming parent-child contact problems: Family-based interventions for resistance, rejection, and alienation. New York (Oxford University Press).

Keaveny, E., N. Midgley, E. Asen, D. Bevington, P. Fearon, P. Fonagy, R. Jennings-Hobbs a. S. Wood (2012): Minding the family mind: The development and initial evaluation of mentalization-based treatment for families. In: N. Midgley a. I. Vrouva (eds.): Minding the child. Hove/New York (Routledge), pp. 98–112.

Kelly, J. (2007): Children's living arrangements following separation and divorce: Insights from empirical and clinical research. *Family Process* 46: 35–52.

Kelly, J. B. a. R. E. Emery (2003): Children's adjustment following divorce: Risk and resilience perspectives. *Family Relations* 52: 352–362.

Kelly, J. B. a. J. R. Johnston (2001): The alienated child: A reformulation of parental alienation syndrome. *Family Court Review* 39: 249–266.

Kelly, K., A. Slade a. J. F. Grienenberger (2005): Maternal reflective functioning, mother-infant affective communication, and infant attachment: Exploring the link between mental states and observed caregiving behavior in the intergenerational transmission of attachment. *Attachment & Human Development* 7: 299–331.

Klein, M. (1946): Notes on some schizoid mechanisms. *The International Journal of Psychoanalysis* 27: 99–110.

Kline, M., J. Johnston a. J. Tschann (1991): The long shadow of marital conflict. *Journal of Marriage and the Family* 53: 287–309.

Lawick, J. van (2016): Restoring communities for children and separated parents. In: I. McCarthy a. G. Simon (eds.): Systemic therapy as transformative practice. London (Everything Is Connected Press), pp. 233–250.

Lawick, J. van a. M. Visser (2015): No kids in the middle. *Australian and New Zealand Journal of Family Therapy* 36: 33–50.

Lawick, J. van u. M. Visser (2017): Kinder aus der Klemme. Interventionen für Familien in hochkonflikthaften Trennungen. Heidelberg (Carl-Auer).

Lebow, J. (2003): Integrative family therapy for disputes involving child custody and visitation. *Journal of Family Psychology* 17: 181–192.

Lebow, J. a. K. Rekart (2007): Integrative family therapy for high-conflict divorce with disputes over child custody and visitation. *Family Process* 46: 79–91.

Lilienfeld, S. O., S. J. Lynn, J. Ruscio a. B. L. Beyerstein (2010): A remembrance of things past: Myths about memory. In: S. O. Lilienfeld, D. J. Lynn, J. Ruscio a. B. L. Beyerstein (eds.): 50 great myths of popular psychology: Shattering widespread misconceptions about human behaviour. Oxford (Wiley-Blackwell).

Lindaman, S. L., P. B. Booth a. C. L. Chambers (2000): Assessing parent-child interactions with the Marschak Interaction Method (MIM). In: K. Gitlin-Weiner, A. Sandgrund a. C. Schaefer (eds.): Play diagnosis and assessment. Hoboken, NJ (John Wiley), pp. 371–400.

Loftus, E. (1997): Creating false memories. *Scientific American* 277: 70–75.

Lowenstein, L. F. (1998): Parent alienation syndrome: A two step approach toward a solution. *Contemporary Family Therapy* 20: 505–520.

Lowenstein, L. F. (2006): The psychological effects and treatment of the parental alienation syndrome. In: R. Gardner, R. Sauber a. D. Lorandos (eds.): International handbook of parental alienation syndrome. Springfield, IL (Charles C. Thomas), pp. 286–291.

Lowenstein, L. F. (2007): Parental Alienation. Lyme Regis (Russell Publishing House).

Luyten, P. et al. (2009): The Parental eflective Functioning Questionnaire-1 (PRFQ-1). Leuven, Belgium (University of Leuven).

Macoby, E. E. a. R. H. Mnookin (1992): Dividing the child: Social and legal dilemmas of custody. Cambridge, MA (Harvard University Press).

Main, M., N. Kaplan a. J. Cassidy (1985): Security in infancy, childhood, and adulthood: A move to the level of representation. In: I. Bretherton a. E. Water (eds.): Growing points in attachment theory and research. (Monographs of the Society for Research in Child Development, Serial No. 209, 50.) Chicago (University of Chicago Press), pp. 66–104.

Major, J. (2006): Helping clients deal with parental alienation syndrome. In: R. Gardner, R. Sauber a. D. Lorandos (eds.): International handbook of parental alienation syndrome. Springfield, IL (Charles C. Thomas), pp. 286–291.

McIntosh, J. E. (2001): Thought in the face of violence: A child's need. *Child Abuse and Neglect* 26: 229–241.

McIntosh, J. E. (2003): Enduring conflict in parental separation: Pathways of impact on child development. *Journal of Family Studies* 9: 63–80.

Millon, T. a. C. Bloom (2008): The millon inventories: A practitioner's guide to personalized clinical assessment. New York (Guilford), 2nd ed.

Minuchin, S. (1977): Familie und Familientherapie. Freiburg (Lambertus).

Morris, E. a. E. Asen (2018): Developing coherent narratives for children of high-conflict parents. *Context* 157: 8–11.

Morrison, F. (2015): »All over now?« The ongoing relational consequences of domestic abuse through children's contact arrangements. *Child Abuse Review* 24: 274–284.

Neff, R. a. K. Cooper (2004): Parental conflict resolution: Six-, twelve-, and fifteen-month follow-ups of a high-conflict program. *Family Court Review* 42: 99–114.

Novick, J. a. K. Novick (2005): Soul blindness: A child must be seen to be heard. In: L. Gunsberg a. P. Hymowitz (eds.): A handbook of divorce and custody. Hillsdale, NJ (Analytic Press), pp. 81–90.

OECD (2018): Verfügbar unter: www.oecd.org/els/family/SF_3_1_Marriage_and_divorce_rates.pdf [6.4.2021].

Pinnell, M. a. G. Harold (2008): Inter-parental conflict and psychological impacts on children: The development of a CAFCASS cymru risk assessment toolkit as an example of research into practice. *Seen and Heard* 18: 21–28.

Rait, D. (2000): The therapeutic alliance in couples and family therapy. *Journal of Clinical Psychology* 56: 211–224.

Raman, S. (2006): Cultural identity and child health. *Journal of Tropical Pediatrics* 52: 231–234.

Rand, D. (2011): Parental alienation, critics, and politics of science. *American Journal of Family Therapy* 39: 48–71.

Reay, K. M. (2015): Family reflections: A promising therapeutic program designed to treat severely alienated children and their family system. *American Journal of Family Therapy* 43: 197–207.

Richardson, M. (2019): Parental alienation: The vital early stages of litigation. *Family Law* 49: 278–285.

Rottländer, P. (2020). Mentaliseren mit Paaren. Stuttgart (Klett-Cotta).

Roussow, T. (2012): Self-harm in young people: Is MBT the answer? In: N. Midgley a. I. Vrouva (eds.): Minding the child. Hove/New York (Routledge), pp. 131–144.

Royal College of Psychiatrists (2016): Parental mental illness: The impact on children and adolescents. Information for parents, carers, and anyone who works with young people. Verfügbar unter: rcpsych.ac.uk/healthadvice/parent sandyouthinfo/parentscarers/parentalmentalillness.aspx [25.6.2021].

Rutter, M. a. D. Quinton (1984): Parental psychiatric disorder: Effects on children. *Psychological Medicine* 14 (4): 853–880.

Salvatore, G., G. Dimaggio a. A. Semerari (2004): A model of narrative development: Implications for understanding psychopathology and guiding therapy. *Psychology and Psychotherapy* 77 (2): 231–254.

Schacter, D. L. (2001): The seven sof memory: How the mind forgets and emembers. Boston, MA (Houghton Mifflin).

Scharp, K. M. a. E. Dorrance Hall (2017): Family marginalization, alienation, and estrangement: Questioning the nonvoluntary status of family relationships. *Annals of the International Communication Association* 41: 28–45.

Schön, D. A. (1983): The reflective practitioner: How professionals think in action. New York (Basic Books).

Schultz-Venrath, U. (2013). Lehrbuch Mentalisieren. Psychotherapien wirksam gestalten. Stuttgart (Klett-Cotta).

Seltzer, J. A. a. S. M. Bianchi (1988): Children's contact with absent parents. *Journal of Marriage and Family* 50: 663–677.

Selvini Palazzoli, M., L. Boscolo, G. Cecchin a. G. Prata (1981): Hypothetisieren – Zirkularität – Neutralität: Drei Richtlinien für den Leiter der Sitzung. *Familiendynamik* 6: 123–139.

Selvini Palazzoli, M., S. Cirillo, M. Selvini a. A. M. Sorrentino (1992): Die pychotischen Spiele in der Familie. Stuttgart (Klett-Cotta).

Sharp, C. a. P. Fonagy (2008): The parent's ability to treat the child as a psychological agent: Constructs, measures, and implications for developmental pathology. *Social Development* 17: 737–754.

Shmueli-Goetz, Y., M. Target, P. Fonagy a. A. Datta (2004): The child attachment interview: A psychometric study of reliability and discriminant validity. *Developmental Psychology* 44: 939–956.

Siegel, J. (1996): Traditional MMPI-2 validity indicators and initial presentation in custody evaluations. *American Journal of Forensic Psychology* 13: 55–63.

Slade, A. (2005): Parental reflective functioning: An introduction. *Attachment and Human Development* 7: 269–281.

Slade, A., J. L. Aber, B. Berger, I. Bresgi, I. a. M. Kaplan (2003): The parent development Interview – Revised. City University of New York (unpublished manuscript).

Slade, A., J. Grienenberger, E. Bernbach, D. Levy a. A. Locker (2005): Maternal reflective functioning, attachment, and the transmission gap: A preliminary study. *Attachment and Human Development* 7: 283–298.

Smith, M. (2004): Parental mental health: Disruptions to parenting and outcomes for children. *Child and Family Social Work* 9: 3–11.

Smyth, B. M. a. A. Ferro (2002): When the difference is night and day: Parent-child contact after separation. *Family Matters* 63: 54–59.

Solomon, J. a. C. George (2008): The measurement of attachment security and related constructs in infancy and early childhood. In: J. Casidy a. P. Shaver (eds.): The handbook of attachment. New York (Guilford), 2nd ed., pp. 383–416.

Stern, D. (1998): Das narrative Selbst. In: P. Buchheim, M. Cierpka u. T. Seifert (Hrsg.): Das Narrativ – Aus dem Leben Erzähltes. Berlin/Heidelberg/New York (Springer), S. 1–13.

Stewart, R. (2001): The early identification and streaming of cases of high conflict separation and divorce: A review. Department of Justice Canada. Verfügbar unter: https://www.justice.gc.ca/eng/rp-pr/fl-lf/divorce/2001_7/index.html [6.5.2021].

Sturge, C. a. D. Glaser (2000): Contact and domestic violence – The experts court report. *Family Law* 30: 615–629.

Sullivan, M. J., P. A. Ward a. R. M. Deutsch (2010): Overcoming barriers family camp: A program for high-conflict divorced families where a child is resisting contact with a parent. *Family Court Review* 48: 116–135.

Target, M., P. Fonagy a. Y. Shmueli-Goetz (2003): Attachment representations in school-age children: The development of the child attachment interview (CAI). *Journal of Child Psychotherapy* 29: 171–186.

Taubner, S. (2015): Konzept Mentalisieren. Eine Einführung in Forschung und Praxis. Gießen (Psychosozial).

Tavris, C. a. E. Aronson (2007): Mistakes were made (but not by me): Why we justify foolish beliefs, bad decisions, and hurtful acts. Orlando, FL (Houghton Mifflin Harcourt).

Templer, K., M. Matthewson, J. Haines a. G. Cox (2017): Recommendations for best practice in response to parental alienation: Findings from a systematic review. *Journal of Family Therapy* 39: 103–122.

Toren, P., B. L. Bregman, E. Zohar-Reich, G. Ben-Amitay, L. Wolmer a. N. Laor (2013): Sixteen-session group treatment for children and adolescents

with parental alienation and their parents. *The American Journal of Family Therapy* 41: 187–197.
Trinder, L., J. Kellet a. L. Swift (2008): The relationship between contact and child adjustment in high conflict cases after divorce or separation. *Child & Adolescent Mental Health* 13: 181–187.
Verrocchio, M. C., A. J. L. Baker a. D. Marchetti (2018): Adult report of childhood exposure to parental alienation at different time periods. *Journal of Family Therapy* 40: 602–618.
Vidair, H. a. M. Rynn (2010): Childhood anxiety disorders: Best treatment options and practice. Cambridge, UK (Cambridge University Press).
Wallerstein, J. (1997): Transference and countertransference in clinical interventions with divorcing families. In: M. Solomon a. J. Siegel (eds.): Countertransference in couples therapy. New York (W. W. Norton), pp. 113–124.
Warshak, R. A. (2010): Family bridges: Using insights from social science to reconnect parents and alienated children. *Family Court Review* 48: 48–80.
Watzlawick, P., D. Jackson a. J. Beavin (1969): Menschliche Kommunikation. Formen, Störungen, Paradoxien. Bern (Huber).
Weir, K. (2011): Intractable contact disputes: The extreme unreliability of children's ascertainable wishes and feelings. *Family Court Review* 49: 788–800.
Weitzman, J. (2013): Reunification and the one-way mirror. In: A. Baker a. S. Sauber (eds.): Working with alienated children and families: A clinical guidebook. London (Routledge), pp. 188–208.
Westphal, S. K., A.-R. Poortman a. T. van der Lippe (2015): What about the grandparents? Children's postdivorce residence arrangements and contact with grandparents. *Journal of Marriage and Family* 77: 424–440.
Whitcombe, S. (2017): Parental alienation or justified estrangement? Assessing a child's resistance to a parent in the UK. *Seen and Heard* 27: 31–47.
White, J. (1999): Overcoming generalised anxiety disorder. Oakland, CA (New Harbinger).
White, M. a. D. Epston (1990): Narrative means to therapeutic ends. New York (W. W. Norton).
White, M. a. D. Epston (2009): Die Zähmung der Monster. Der narrative Ansatz in der Familientherapie. Heidelberg (Carl-Auer), 8. Aufl. 2020.
Winnicott, D. W. (1965): The maturational process and the facilitative environment. New York (International Universities Press).
Woodall, K. a. N. Woodall (2017): Understanding parental alienation: Learning to cope, helping to heal. Springfield, IL (Charles C. Thomas).

Über die Autoren

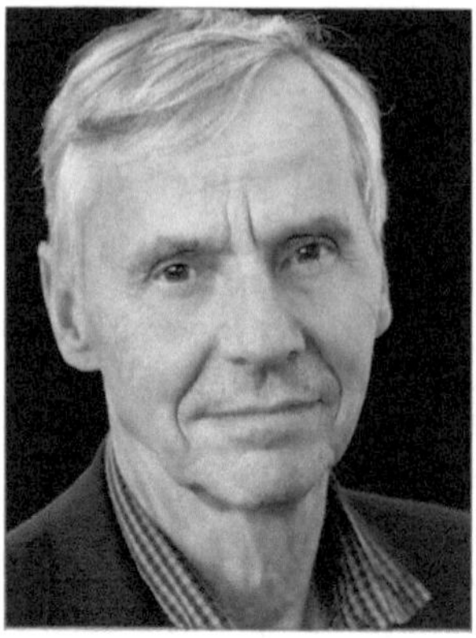

Eia Asen, Prof. Dr. med., FRCPsych (Fellow of the Royal College of Psychiatrists); Psychiater für Kinder, Jugendliche und Erswachsene; 40 Jahre im britischen National Health Service tätig; ehemaliger klinischer Leiter des Marlborough Family Service (London); von 2013–2024 Psychiater und Familientherapeut für das Anna Freud National Centre for Children and Families; Gastprofessur am University College London; Lehrveranstaltungen in Europa, den USA und Asien. Veröffentlichungen u. a.: *Handbuch der Multifamilientherapie* (2017), *Praxis der Multifamilientherapie* (4. Aufl. 2019, beide zus. mit Michael Scholz), *Mentalisieren in der systemischen Praxis* (2023, zus. mit Peter Fonagy), *Systemische Multifamilientherapie* (2026, zus. mit Emma Morris und Noël Pommepuy).

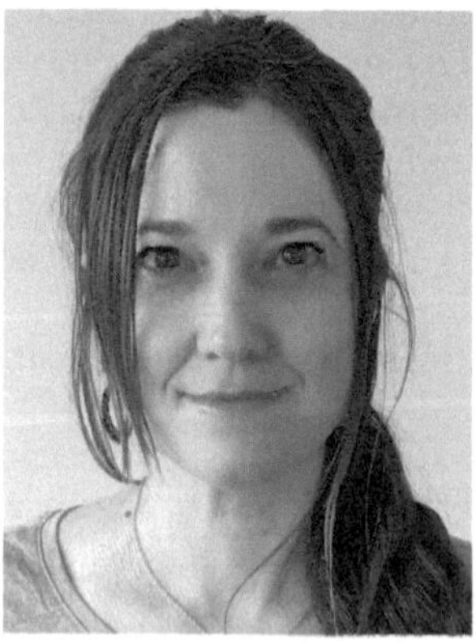

Emma Morris, Dr., DClinPsy (Doctor of Clinical Psychology); klinische Psychologin; langjährige Zusammenarbeit mit Eia Asen beim Marlborough Family Service; von 2014–2024 beim Anna Freud National Centre for Children and Families tätig; Co-Direktorin des Trauma Recovery Space London; Begründerin und Co-Direktorin eines internationalen Multifamilienprojekts; regelmäßige Lehrveranstaltungen und Konsultationen in akademischen und klinischen Settings in Großbritannien und Kontinentaleuropa. Veröffentlichungen u. a.: *Systemische Multifamilientherapie* (2026, zus. mit Eia Asen und Noël Pommepuy).